LA DIETA MET FLEX

Dr. Ian K. Smith

LA DIETA MET FLEX

DESARROLLA TU FLEXIBILIDAD METABÓLICA Y QUEMA GRASA DE MANERA EFICIENTE

DIANA

Título original: *The Met Flex Diet: Burn Better Fuel, Burn More Fat*

THE MET FLEX DIET, © 2023 por Ian K. Smith, M.D.
Publicado por acuerdo con Harvest, un sello de HarperCollins Publishers.

Traductora: Mónica López
Diseño de interiores: © Alejandra Romero
Ilustraciones de interiores: páginas 245 y 248 © Alexis Seabrook
Créditos de portada: © Mumtaz Mustafa
Adaptación de portada: © Genoveva Saavedra / aciditadiseño
Ilustración de portada: © Sensvector / Istock
Fotografía del autor: © Tristé Smith

Derechos reservados

© 2025, Editorial Planeta Mexicana, S.A. de C.V.
Bajo el sello editorial DIANA M.R.
Avenida Presidente Masarik núm. 111,
Piso 2, Polanco V Sección, Miguel Hidalgo
C.P. 11560, Ciudad de México
www.planetadelibros.us

Primera edición impresa en esta presentación: abril de 2025
ISBN: 978-607-39-2372-9

No se permite la reproducción total o parcial de este libro ni su incorporación a un sistema informático, ni su transmisión en cualquier forma o por cualquier medio, sea este electrónico, mecánico, por fotocopia, por grabación u otros métodos, sin el permiso previo y por escrito de los titulares del *copyright*.

Queda expresamente prohibida la utilización o reproducción de este libro o de cualquiera de sus partes con el propósito de entrenar o alimentar sistemas o tecnologías de Inteligencia Artificial (IA).

La infracción de los derechos mencionados puede ser constitutiva de delito contra la propiedad intelectual (Arts. 229 y siguientes de la Ley Federal del Derecho de Autor y Arts. 424 y siguientes del Código Penal Federal).

Si necesita fotocopiar o escanear algún fragmento de esta obra diríjase al CeMPro (Centro Mexicano de Protección y Fomento de los Derechos de Autor, http://www.cempro.org.mx).

Impreso en los talleres de Bertelsmann Printing Group USA
25 Jack Enders Boulevard, Berryville, Virginia 22611, USA.
Impreso en EE. UU. / *Printed in the United States of America*

Para mi madre, Rena, que siempre está dispuesta a probar mis programas nuevos y siempre es honesta con sus evaluaciones, como suelen serlo las madres. Mi eterno agradecimiento por todos tus sacrificios y apoyo y, sobre todo, por enseñarme a pelear.

ÍNDICE

NOTA DEL AUTOR 9

1 **¿QUÉ ES LA FLEXIBILIDAD METABÓLICA?** 11

2 **MEJORA TU FLEXIBILIDAD METABÓLICA** 23

3 **SEMANA 1:** FUNDAMENTAL 37

4 **SEMANA 2:** ADAPTACIÓN 55

5 **SEMANA 3:** CONVERSIÓN 71

6 **SEMANA 4:** RITMO 87

7 **SEMANA 5:** CUESTA ARRIBA 103

8 **SEMANA 6:** CUESTA ABAJO 119

9 **RECETAS MET FLEX** 137

10 **COLACIONES** 221

11 **EJERCICIOS** 241

NOTAS 255

NOTA DEL AUTOR

Por mucho tiempo he estado investigando, estudiando y escribiendo acerca de nutrición, salud y una buena condición física. He tenido correspondencia con decenas de miles de personas que buscan tanto mejorar su dieta y condición física como perder peso. En muchos aspectos, siento que he visto y oído de todo; sin embargo, estoy absolutamente seguro de que aún hay mucho que aprender, lo cual presenta una infinidad de oportunidades para crecer intelectualmente y expandir mi conocimiento. Estas oportunidades aún por descubrir estimulan y alimentan mi deseo de seguir explorando y creando, a medida que me esfuerzo para ayudar a otros a encontrar respuestas a los desafíos de salud que quieren o necesitan con desesperación.

Por más que he intentado entender nuevos conceptos y principios científicos, siempre he procurado estar al tanto de las preocupaciones y los comentarios de las personas interesadas en hacer cambios positivos con el fin de llevar una vida más sana y satisfactoria. Sin embargo, algunos obstáculos en el camino me causan perplejidad. Uno de ellos es la variedad de declaraciones que he escuchado de muchas personas a lo largo de los años con respecto a los carbohidratos. «Tan solo con verlos aumento de peso», «Los carbohidratos y yo simplemente no nos llevamos bien», «En cuanto como carbohidratos comienzo a subir de peso». Tal vez tú también has hecho alguna de estas declaraciones o compartido los sentimientos que estas conllevan. Pues bien, no estás solo. Y, siendo sincero, no entendía sus fundamentos... ¡hasta ahora!

Unos meses antes de decidirme a escribir este libro, encontré un término que nunca había escuchado: *flexibilidad metabólica* (*Metabolic Flexibility*, en inglés). Me pareció un concepto científicamente *cool* y me entusiasmó leer acerca de lo que significaba. Después de haber aprendido con rapidez la definición y los fundamentos fisiológicos del término, pensé en aquellas declaraciones acerca de los carbohidratos que llevaba años escuchando, pero que nunca había entendido por completo. La flexibilidad metabólica tiene que ver con la habilidad —o inhabilidad— del cuerpo para pasar de quemar carbohidratos a quemar grasa y viceversa. Finalmente, se me prendió el foco. Todo lo que estas personas (y millones más, estoy seguro) han estado sintiendo y describiendo es un estado de inflexibilidad metabólica. No se trata necesariamente de que los carbohidratos sean malos por sí mismos; más bien sus cuerpos tienen dificultades para procesarlos con efectividad y eficiencia. Por eso se sienten así cuando comen carbohidratos.

Si el motor de tu auto tiene un aceite equivocado o si no le das el mantenimiento adecuado, su desempeño comenzará a disminuir, lo cual notarás al manejarlo. Si no solucionas el problema antes de que el daño sea significativo, el motor simplemente colapsará y entonces tendrás un gran y costoso problema en tus manos. Bueno, pues millones de personas están manejando un auto (su cuerpo), cuyo motor (su metabolismo) está chisporroteando y encendiendo luces de advertencia que o no se reconocen o se ignoran a propósito. La **dieta Met Flex** es un programa de cambio metabólico que afinará tu motor para que, además de perder peso, tu desempeño sea óptimo, de manera que mantengas las enfermedades al margen y también recorras un largo kilometraje en carretera antes de que tengas que ir con el mecánico. De hecho, con este programa de seis semanas, te convertirás en tu propio mecánico y tomarás las riendas de tu destino, como debe ser.

Doctor Ian K. Smith
Abril de 2023

1

¿QUÉ ES LA FLEXIBILIDAD METABÓLICA?

Para entender el concepto de *flexibilidad metabólica*, primero debes comprender el de *metabolismo*. No tengo duda de que quien lea este libro ya ha escuchado esta palabra; sin embargo, muchos tal vez no entiendan qué significa exactamente ni tampoco el espectro completo de sus implicaciones en la salud. Así que primero entendamos las bases de este concepto fisiológico crucial, que puede tener un impacto significativo no solo en los números que ves en la báscula, sino también en cómo te ves y cómo te sientes.

METABOLISMO

Si preguntara qué significa *metabolismo*, la mayoría de la gente respondería «Qué tan rápido mi cuerpo quema calorías». Esta noción básica sigue siendo cierta. No obstante, tu metabolismo no es algo mágico en el interior de tu cuerpo que solo mastica calorías; tampoco es un órgano, como el corazón, los pulmones o el hígado. Más bien, tu metabolismo es el esfuerzo colectivo de miles de millones de células de tu cuerpo que llevan a cabo procesos químicos (trabajo) cada segundo de tu vida —incluso cuando duermes—, lo que te permite vivir, funcionar y ser quien eres. Así como una podadora requiere combustible o baterías para funcionar, o como una lavadora necesita alguna fuente de energía eléctrica para activarse y girar, los miles de millones de células que conforman tu cuerpo requieren energía para lograr todas esas cosas maravillosas que hacen. Estos procesos químicos conforman lo que llamamos el metabolismo de una persona y pueden ser bastante complejos. Tus células necesitan energía para funcionar y una de las formas en que la consiguen es transformando tus alimentos en energía. Tal como la altura se mide en metros y centímetros, la energía se puede medir en calorías. Cuando en la etiqueta de un yogur lees que contiene 150 calorías, significa que el yogur almacena 150 unidades de energía (calorías) que tu cuerpo podrá usar una vez que tu sistema digestivo haya descompuesto ese alimento.

Tu metabolismo está trabajando de forma constante y a lo largo del día opera en diferentes niveles de intensidad. Está activo cuando duermes, pero no tanto como cuando caminas, subes escaleras o te bañas. También está activo mientras tu cuerpo descansa, porque aún necesitas energía para realizar las actividades que te mantienen vivo: tu corazón sigue palpitando, tus pulmones continúan respirando y tu sangre sigue circulando por todo tu cuerpo. Tu metabolismo te brinda energía, ya sea para las funciones menores, como enviar mensajes neurológicos de tu cerebro al resto de tu cuerpo; o bien, para las mayores, como digerir comida, mantener tu temperatura corporal en un rango normal y demás procesos que ocurren cada segundo de tu vida diaria.

El metabolismo se puede dividir según dos tipos de actividades principales: catabolismo y anabolismo. El *catabolismo* se define por lo general como el proceso de descomponer. Se produce una serie de reacciones al tomar moléculas relativamente grandes y descomponerlas en unas más pequeñas. Durante esta descomposición, se desprende energía que las células de tu cuerpo pueden usar para llevar a cabo sus funciones. Un proceso catabólico crucial del cuerpo es la digestión. Cuando comes, tu cuerpo necesita descomponer el alimento en nutrientes pequeños que se pueden utilizar como combustible para las actividades cotidianas.

El *anabolismo*, la otra función igualmente importante del metabolismo, es exactamente lo opuesto al catabolismo. Los procesos anabólicos toman unidades más pequeñas, como los aminoácidos del alimento, y los unen para crear estructuras más grandes llamadas *proteínas*. En otras palabras, tu cuerpo toma la energía que se desprende gracias al catabolismo y la usa para construir moléculas relativamente grandes y complejas.

Un término que la mayoría de las personas ha escuchado y del cual suele preocuparse es el de *índice metabólico*. Este indica la velocidad con la que tu cuerpo quema energía en cierto periodo. Cuando las personas dicen que tienen un «metabolismo rápido», por lo general, se refieren al índice metabólico, el cual, como ahora sabes, es tan solo una parte del proceso completo del metabolismo. El índice metabólico determina qué tan rápido tu cuerpo puede usar o «quemar» las calorías que provienen de la comida. Si tienes un índice metabólico lento, las calorías de esa rebanada de pastel no las quemas tan rápido como las personas con un índice metabólico más veloz. Entonces tienes más probabilidades de ganar peso, porque si conservas energía que no puedes usar, tu cuerpo tiene que hacer algo con ella, y eso significa que la va a almacenar en forma de grasa.

Conocer nuestro metabolismo resulta crucial cuando tratamos de entender la velocidad con la que ganamos peso, así como la razón por la cual dos personas con peso, musculatura, altura y otras características similares pueden comer el mismo número de calorías por día y tener el mismo nivel de actividad física y, aun así, una de ellas gana peso más rápido que la otra. La explicación que se suele dar sobre la diferencia en ganancia —o pérdida, en algunas ocasiones— de peso apunta a la diferencia de metabolismos o índice metabólico entre ambas personas.

La sabiduría convencional siempre ha sostenido que conforme envejecemos nuestro metabolismo se ralentiza; en específico, que alrededor de los 30 años de edad nuestro índice metabólico realmente comienza a declinar y continúa ralentizándose cada año. Este descenso continuo del índice metabólico es el responsable de contribuir en mayor medida a la ganancia de peso que muchos experimentan al envejecer. Asimismo, se ha aceptado ampliamente que las mujeres cerca de la menopausia experimentan descensos dramáticos en su metabolismo. Sin embargo, lo que durante mucho tiempo hemos considerado hechos indiscutibles del metabolismo ha sido refutado de forma contundente en un relevante artículo llamado «Gasto de energía diario a lo largo de la vida humana» [*Daily Energy Expenditure through the Human Life Course*], que publicó la revista *Science* en agosto de 2021. Entre sus múltiples hallazgos, uno de los más significativos es que el metabolismo tiene cuatro etapas de vida distintivas y que estas difieren en cada persona.

Las cuatro etapas del metabolismo

1. Primer año de vida: La quema de calorías está en su cúspide y se acelera hasta que es un 50% superior al índice de los adultos.
2. Del primer año a los 20 años: El metabolismo se ralentiza de manera gradual, en casi un 3% anual.
3. De los 20 a los 60 años: El metabolismo se mantiene relativamente estable.
4. Después de los 60 años: El metabolismo se declina aproximadamente 0.7% cada año.

Aquellos investigadores también descubrieron que, a pesar de lo que muchos han afirmado y creído a lo largo de los años, en realidad no hay muchas diferencias entre el metabolismo de hombres y mujeres cuando la base es el tamaño del cuerpo y la cantidad de músculo de la persona. También notaron que estos descubrimientos aplican a la población en general, aunque, por supuesto, hay casos individuales que se pueden considerar la excepción a la regla. Algunas personas tienen índices metabólicos del 25% por debajo del promedio para su edad, mientras que otras tienen un índice del 25% arriba. No obstante, el metabolismo para la gran mayoría de las personas tiende a permanecer en cierto rango, lo cual es un balde de agua fría para quienes creían que la diferencia en el metabolismo es la única causa de por qué la gente pierde o gana peso a distinta velocidad.

Si bien esta nueva evidencia sugiere que no hay grandes diferencias en el índice metabólico para la mayoría de la población, también hay evidencia importante de que podemos alterarlo. Aunque esta alteración del índice puede no ser permanente, hay formas de hacerlo lo suficientemente alto durante un largo periodo como para hacer una diferencia en nuestra quema de calorías y en el almacenamiento de la grasa. Imagina que manejas tu auto por una carretera y activas el control de velocidad crucero. Tu auto hará lo que necesita de acuerdo con las condiciones del camino con tal de mantener la velocidad que configuraste. Si vas cuesta arriba, trabajará más duro para mantener el ritmo; por el contrario, el motor cederá y permitirá que la gravedad haga la mayor parte del trabajo cuando vayas cuesta abajo. Cuando pisas el acelerador, el auto irá más rápido que la velocidad crucero que configuraste y la mantendrá más alta siempre y cuando sigas pisando el pedal; pero cuando ya no lo presiones, el vehículo desacelerará de forma gradual y retomará la velocidad crucero que le asignaste. Tu metabolismo trabaja de la misma manera. Como la mayoría de las personas, tienes un índice metabólico genéticamente determinado, que es como tu control de velocidad crucero y que te mantiene funcionando. Sin embargo, hay cosas que puedes hacer para impulsar de modo temporal tu índice metabólico; esto sería el equivalente a pisar el acelerador para hacer que el auto avance más rápido. La buena noticia es que, si bien no tienes control sobre tu índice metabólico genéticamente determinado, sí lo tienes sobre algunos de estos impulsores metabólicos.

Impulsores metabólicos

- Incrementar tu consumo de proteína
- Hacer ejercicio de entrenamiento con intervalos de alta intensidad (HIIT, por sus siglas en inglés)
- Construir masa muscular magra
- Tomar colaciones frecuentes
- Beber más agua
- Incrementar tu consumo de vitamina B_{12}

Aunque todavía hay mucho por investigar acerca del metabolismo, sus implicaciones de cuánto peso ganamos o perdemos y su impacto en nuestra salud en general nunca habían sido tan importantes para prevenir e identificar las causas de varios padecimientos. Actualmente, el Centro Nacional para el Avance de las Ciencias Trasnacionales reconoce más de 500 padecimientos metabólicos, si bien muchos de estos son raros. La salud de nuestro metabolismo es tan solo un factor en el concepto global de nuestra salud metabólica en general. La definición prevaleciente de *salud metabólica* significa tener niveles ideales de azúcar en sangre, triglicéridos, colesterol de lipoproteínas de alta densidad (HDL, por sus siglas en inglés), presión sanguínea y la circunferencia de la cintura, sin usar medicamentos. Pero ¿por qué estos factores específicos son importantes? Los investigadores han demostrado que estos se relacionan directamente con nuestro riesgo de padecer diabetes, enfermedades cardiacas y apoplejías. De hecho, un estudio relevante de 2019 sobre la salud metabólica publicado por investigadores de la Universidad de Carolina del Norte en Chapel Hill comprobó que solo el 12% (uno de cada ocho) de adultos estadounidenses tiene una salud metabólica óptima.[1] Esto obviamente no pinta un panorama halagador de dónde estamos con respecto a la salud metabólica. Sin embargo, donde hay un desafío también hay una gran oportunidad. El programa de la dieta Met Flex se construyó para ayudarte a tomar ventaja de dicha oportunidad.

FLEXIBILIDAD METABÓLICA

El «Met Flex» en este libro alude a *flexibilidad metabólica*, según el término en inglés. En palabras simples, un metabolismo flexible es aquel donde las células del cuerpo tienen la habilidad para intercambiar con eficiencia la fuente de combustible que impulsa sus actividades. Las dos fuentes principales de combustible del cuerpo son los carbohidratos y las grasas. Eres metabólicamente flexible cuando puedes quemar cualquiera de ambos combustibles de manera eficiente, cuando están disponibles. Una analogía que tal vez lo explique mejor es la diferencia entre un auto híbrido y uno que solo usa gasolina. Un auto híbrido tiene tanto una batería como un tanque de gasolina. Puede funcionar con la energía eléctrica de la batería, y cuando esta se consume casi por completo, el motor usa como combustible la gasolina del tanque. Este tipo de vehículo representa un estado metabólicamente flexible, porque puede usar cualquier fuente de energía disponible. Sin embargo, un auto que solamente funciona con gasolina no puede recurrir a otra fuente de energía y una vez que el combustible se agota, no puede funcionar hasta que se le administre más. Un auto incapaz de cambiar de fuente de energía se consideraría metabólicamente inflexible.

Por lo general, nuestro cuerpo prefiere quemar combustible de la comida que consumimos y que nuestro tracto digestivo descompone en nutrientes básicos: carbohidratos (glucosa), grasas y proteínas. Ingerimos comida, la digerimos, extraemos energía de ella y luego llevamos a cabo nuestras funciones cotidianas para vivir. ¿Qué sucede cuando se termina toda la energía del alimento que comimos y no volvemos a comer en un rato? Nuestro cuerpo sigue necesitando energía para funcionar, aun si solo estamos acostados. Nuestro corazón continúa palpitando nuestros pulmones siguen expandiéndose y contrayéndose con la finalidad de aportar oxígeno a nuestro cuerpo. Necesitamos, pues, encontrar otras fuentes de energía una vez que se agota la que obtuvimos de nuestra comida, así que nuestro cuerpo pasa a su plan B: quemar grasa. La tan temida grasa no es algo que queramos alrededor de nuestros órganos (grasa visceral) ni debajo de nuestra piel (grasa subcutánea), no solo porque quizá no nos guste cómo nos vemos, sino también porque puede tener efectos perjudiciales en nuestra salud. No obstante, la grasa es un tipo de energía almacenada; cuando el cuerpo ya no tiene disponible su fuente preferida (comida), toma la de la grasa, la descompone (catabolismo) y la convierte en unidades de energía para poder utilizarla. La grasa se convierte en nuestra fuente de combustible cuando no hay ninguna otra disponible. Sin ella moriríamos. Somos metabólicamente flexibles en el momento en que podemos quemar nutrientes de la comida cuando están disponibles y usar nuestra grasa almacenada cuando no lo están.

En la actualidad no existe ningún examen de sangre para medir la flexibilidad metabólica de una persona. Sin embargo, datos empíricos y la abundancia de ciertos padecimientos médicos sugieren que un gran número de personas son metabólicamente inflexibles. Una de las mayores preocupaciones es algo llamado *síndrome metabólico*, que es la presencia de tres o más condiciones: presión sanguínea alta, niveles elevados de glucosa (azúcar) en sangre, niveles elevados de triglicéridos (un tipo de grasa) en sangre, una amplia circunferencia de la cintura (cuerpo en forma de manzana) y bajos niveles de colesterol HDL (bueno) en sangre. Si tienes tres o más de estos padecimientos, tienes un alto riesgo de desarrollar diabetes, enfermedades cardiacas y apoplejías. De hecho, de acuerdo con la American Heart Association, se cree que el 23% de los adultos estadounidenses tiene síndrome metabólico; tal cifra es en extremo preocupante para los profesionales de la salud.

Una persona metabólicamente inflexible está en desventaja no solo en términos de la gestión de su peso, sino también en otras áreas de su funcionamiento cotidiano. En la actualidad no hay exámenes médicos

EXTRACCIÓN DE ENERGÍA DEL ALIMENTO

Así es como el cuerpo extrae energía del alimento después de comer. Cuando no quemamos la suficiente energía y nos sobra, la almacena en nuestro hígado y músculos en forma de glicógeno.

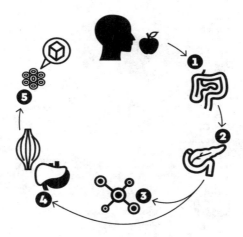

1. El sistema digestivo descompone el alimento en glucosa para utilizarla como energía.
2. El páncreas secreta la hormona insulina en el flujo sanguíneo para ayudar a transportar la glucosa hacia las células de todo el cuerpo.
3. La insulina ayuda a que la glucosa de la sangre viaje hacia las células, para que la usen como energía.
4. La insulina facilita que la glucosa se almacene en el hígado y en el músculo esquelético en forma de glicógeno.
5. El exceso de glucosa se almacena en forma de grasa para usarse más tarde, cuando se necesite energía.

QUEMA DE GRASA DURANTE EL AYUNO

Durante el estado de ayuno, el glicógeno almacenado en hígado y músculos se descompone para secretar glucosa en la sangre. Una vez que se termina este glicógeno, el cuerpo se dispone a usar la grasa. El hígado absorbe ácidos grasos para formar cuerpos cetónicos, que serán la energía usada por las células.

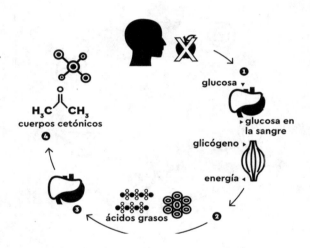

1. El hígado y el músculo esquelético reciben el impulso para descomponer sus reservas de glicógeno y secretar glucosa en la sangre para usarla como energía.
2. Las células de grasa reciben el impulso para descomponerse y secretar ácidos grasos en la sangre.
3. El hígado toma los ácidos grasos y los convierte en cuerpos cetónicos (cetosis), que después se secretan en la sangre.
4. Las células de todo el cuerpo absorben los cuerpos cetónicos, por lo que ahora son la nueva fuente de combustible en vez de la glucosa.

que midan o evalúen la flexibilidad metabólica directamente, pero sí hay señales que puedes verificar y que pueden darte idea de que hay aspectos que necesitas mejorar.

Señales de inflexibilidad metabólica

- Sentimientos de ansiedad o depresión
- Necesidad de algún tipo de estimulante para funcionar (como café)
- Dificultad para perder grasa
- Antojos constantes, a pesar de haber comido recientemente
- Fatiga, pereza o irritabilidad cuando no se ha comido (ayuno)
- Fatiga después de comer alimentos ricos en carbohidratos (como pasta)
- Niveles de azúcar en sangre fluctuantes

BENEFICIOS DE UN METABOLISMO FLEXIBLE

Al igual que un corredor puede mejorar el tiempo en que corre un kilómetro y un pesista es capaz de aumentar las repeticiones al levantar una pesa de 20 kilos, tú puedes optimizar la habilidad de tu cuerpo para pasar de quemar un combustible a quemar otro. También puedes ajustar el parámetro de eficiencia en que tu cuerpo consume tales combustibles. Una vez que esto suceda, te esperarán muchos beneficios, algunos de los cuales enlistamos aquí. Mantenlos en mente conforme lleves a cabo el programa de la dieta Met Flex para que, si en algún momento el programa es desafiante, te acuerdes de todas las razones por las que lo empezaste.

Beneficios de una mejor flexibilidad metabólica

- Optimiza la pérdida y la gestión de peso
- Mejora el control de los niveles de azúcar en la sangre
- Aumenta tus niveles de energía
- Optimiza tu calidad de sueño
- Mejora la salud en general
- Aminora el riesgo de desarrollar padecimientos metabólicos (como el síndrome metabólico)
- Disminuye los antojos

2

MEJORA TU FLEXIBILIDAD METABÓLICA

Una vez que entiendes el concepto de *flexibilidad metabólica*, y el impacto crucial que tiene en tu peso y salud en general, es hora de aprender qué puedes hacer al momento para comenzar a mejorarla. Se están llevando a cabo numerosas investigaciones para tratar de determinar las estrategias más eficaces que potencialicen la flexibilidad metabólica. Mientras tanto, los investigadores han identificado varias áreas susceptibles de cambio que te pueden ayudar a lograr esta mejoría.

Formas para mejorar la flexibilidad metabólica

- Ejercicio físico
- Ayuno intermitente
- Cetosis cíclica
- Dormir bien
- Cambios en el régimen alimentario

EJERCICIO FÍSICO

No es nada nuevo decir que hacer ejercicio beneficia nuestra salud en general. Todos sabemos que estar físicamente activo y evitar el sedentarismo favorece en demasía la pérdida de peso, la salud de nuestro sistema cardiovascular, el tono muscular, las articulaciones y muchas otras partes del cuerpo. También es sabido que la actividad física regular o ejercitarse de manera cotidiana es importante para prevenir y curar varias enfermedades, como la presión sanguínea elevada, la diabetes tipo 2, padecimientos cardiacos y apoplejías. El ejercicio, independientemente de cuál realices, también resulta en extremo efectivo para mejorar tu flexibilidad metabólica.

Con el fin de simplificar, dividamos el ejercicio en tres grupos: ejercicio cardiovascular (actividad aeróbica, como caminar o saltar la cuerda), entrenamiento de resistencia (levantar pesas o usar bandas elásticas) y entrenamiento con intervalos de alta intensidad (HIIT, es decir, alternar intervalos de ejercitación intensa con intervalos de descanso o baja intensidad). Cada tipo de ejercicio incide en el cuerpo de manera diferente, en especial en cómo consumimos nuestra energía (quemamos calorías). A lo largo de mi plan de seis semanas se te pedirá que realices los tres tipos de ejercicio en diferentes momentos. Esto es parte de mi plan porque, tratándose de mejorar la flexibilidad metabólica, no todo ejercicio se realiza de igual manera.

Varios estudios —incluyendo uno publicado en el *American Journal of Physiology: Endocrinology and Metabolism* y otro en el *Journal of Physiology*— han examinado el impacto directo del ejercicio en la flexibilidad metabólica; los resultados son sumamente ilustrativos.[1] De acuerdo con la Asociación de Diabetes de Estados Unidos, la actividad física puede disminuir los niveles de azúcar en sangre por 24 horas o más después de haberse ejercitado, porque esta actividad hace que el cuerpo se haga más sensible a las acciones de la insulina. Uno de estos estudios realizó una comparación entre individuos obesos y delgados, a quienes se les asignó una dieta alta en grasas durante un periodo de tres días.[2] La respuesta de los individuos delgados fue que incrementaron su índice de quema de grasa en músculo, mientras que los individuos obesos no pudieron generar una respuesta similar, lo cual es un indicador de una flexibilidad metabólica deteriorada. No obstante, tras diez días consecutivos de actividad aeróbica, este deterioro ya no se observó. Los individuos obesos se adaptaron y pudieron incrementar su índice de quema de calorías tal como los individuos delgados.

Científicos y fisiólogos del ejercicio han trabajado incansablemente para responder a la pregunta del millón: ¿Qué tipo de ejercicio es el mejor para quemar grasa? De forma intuitiva, pensamos que mientras más nos ejercitemos, y mientras más sudemos y nos fatiguemos, más grasa quemaremos. No obstante, las investigaciones han arrojado que este no es necesariamente el caso. De hecho, la quema óptima de grasa sucede durante el ejercicio de baja intensidad, no cuando nos ejercitamos de manera tan vigorosa que estamos al borde del colapso.

Para entender lo extremadamente benéfico que es ejercitarse con el fin de que nuestro metabolismo se vuelva más flexible, primero es necesario entender que hacer ejercicio incrementa de manera significativa la demanda de energía de nuestro cuerpo y que las dos principales fuentes para proveerla son los carbohidratos y las grasas. A veces, ambas fuentes se utilizan al mismo tiempo y con frecuencia se usa una más que la otra. La premisa básica del concepto de entrecruzamiento —un concepto importante con respecto a ejercitarse y a consumir combustible, que hace muchos años definieron los investigadores George Austin Brooks y Jacques Mercier— es que en el ejercicio de baja intensidad las grasas son la principal fuente de energía. Conforme aumenta la intensidad del ejercicio, llega un punto en que los carbohidratos y las grasas se usan al mismo nivel para proveer de energía al cuerpo. Sin embargo, cuando el ejercicio se incrementa más allá de este punto, aumenta el uso de los carbohidratos y disminuye el consumo de grasas. El punto en el que este cambio ocurre se llama *entrecruzamiento*.

Fisiólogos del ejercicio han dividido a este en dos zonas: quema de grasa y cardio. La primera se refiere a la actividad aeróbica de baja intensidad que mantiene tu frecuencia cardiaca entre el 60 y 69% de tu ritmo cardiaco máximo (220 – tu edad). Cuando tu cuerpo está en esta zona, quemas un porcentaje más alto de calorías de la grasa. La segunda, a su vez, se refiere a la actividad aeróbica de alta intensidad que mantiene tu ritmo cardiaco entre el 70 y 85% de tu máximo. En la zona cardio, el combustible que se quema predominantemente es el provisto por los carbohidratos, pero se sigue recurriendo a una cantidad significativa de grasa. No obstante, cuando consideras cuál nivel de ejercicio quema la mayor cantidad de calorías, no hay duda de que la actividad de alta intensidad gana la batalla, con lo que se subraya la importancia de variar el tipo y la duración de tu entrenamiento para lograr tus objetivos metabólicos y tu pérdida de peso. En el plan de la dieta Met Flex que estás a punto de seguir practicarás esta variedad.

Realizar un entrenamiento de fuerza o resistencia es un ejercicio anaeróbico; es decir, no requiere oxígeno. De hecho, para obtener energía, este tipo de ejercicio quema casi exclusivamente los carbohidratos almacenados en los músculos. A diferencia del cardio, se realiza en un máximo esfuerzo durante un lapso corto, con lo cual se consumen de forma rápida grandes cantidades de energía. Construir más masa muscular magra incrementa tu índice metabólico porque el tejido muscular quema más calorías que la grasa. Por ello, cuando estás tratando de perder peso, es importante no ignorar la necesidad de aumentar o mantener cierto grado de masa muscular magra. Más allá de la pérdida de peso, mejorar la fuerza de tus músculos tiene otros beneficios, incluida la protección de las articulaciones, el incremento de la fuerza y la densidad ósea, y la reducción del riesgo de diabetes y deficiencias cardiacas.

Los ejercicios HIIT también serán parte de tu régimen de ejercicio por una buena razón: este tipo de práctica, que se lleva a cabo mediante ráfagas episódicas, no solo quema un mayor número de calorías durante tu sesión de entrenamiento, sino que también hará que continúes quemándolas a lo largo del día, mucho después de haber terminado de ejercitarte. Esto se debe al concepto llamado ECOP (exceso de consumo de oxígeno posejercicio), según el cual, mientras más alta es la intensidad del ejercicio, mayor es el estrés en el cuerpo; por lo tanto, aumenta la demanda de energía y oxígeno para que tu cuerpo pueda recuperarse y recomponerse una vez que terminó el ejercicio. El HIIT se lleva a cabo alternando periodos de ejercicio de alta intensidad con intervalos de descanso o de baja intensidad. Aprenderás más sobre este método en el capítulo 11.

Las tres categorías de ejercicio cumplen su función para ayudarte a mantener un metabolismo flexible al máximo. El cardio mejora el desempeño de las mitocondrias en tus células, lo cual es importante porque son responsables de la producción de adenosín trifosfato (ATP), un factor crítico en la producción de energía. El entrenamiento de fuerza ayudará a que tus células se sensibilicen ante la insulina, esto es importante para que tus células tomen glucosa de la sangre y con ello tus niveles de azúcar en sangre mejoren. Los ejercicios HIIT queman montones de carbohidratos, pero una vez que los agotan, también pueden quemar grasa. Del mismo modo, la recuperación tardía del HIIT le brinda a tu cuerpo más tiempo para seguir quemando calorías.

AYUNO INTERMITENTE

Es probable que hayas escuchado el término *ayuno intermitente*. Este estilo de alimentación implica lo que su nombre sugiere: alternar periodos de ayuno con periodos de comida. Hay muchas variantes, pero las tres principales son el método 5:2, la alimentación de tiempo restringido y el ayuno en días alternos. Estos métodos usan diferentes estrategias, pero los tres apuntan a los mismos resultados y coinciden con la regla básica de alternar periodos regulados de alimentación con intervalos de ayuno. La alternancia puede ser una ventaja para lograr la flexibilidad metabólica porque le enseña a tu cuerpo cómo sobrevivir en diferentes ambientes de alimentación y energía con base en lo que está disponible en un momento determinado.

En el método 5:2, la instrucción es comer durante cinco días de la semana como sueles hacerlo y luego restringirte a consumir máximo 500 calorías durante los otros dos días. Toma en cuenta que estos dos días de «ayuno» no pueden ser consecutivos.

La alimentación de tiempo restringido es el método más común y ampliamente utilizado. Las 24 horas del día se dividen en dos periodos: alimentación y ayuno, llamados «ventana de alimentación» y «ventana de ayuno». Durante la primera consumes tus comidas y durante la segunda no comes, aunque puedes ingerir bebidas, siempre y cuando no sumen más de 50 calorías en total.

El ayuno en días alternos implica comer por lo regular un día y al día siguiente hacer un ayuno relativo, consumiendo no más de 500 calorías. La clave para que este método tenga éxito es mantener rigurosamente el número de calorías en los días de ayuno, aunque se te permite comer lo que quieras en los días de alimentación. En la mayoría de las versiones de este método tienes permitido tomar todas las bebidas sin calorías que quieras en los días de ayuno. Esto es útil cuando consideras que son pocas las calorías que puedes ingerir y los líquidos te ayudan a sentir algo de saciedad más rápida y fácilmente. Durante el plan de comidas de seis semanas de la **dieta Met Flex** seguirás una combinación de los diferentes métodos de ayuno intermitente.

Si bien los científicos siguen estudiando y esclareciendo por qué el ayuno intermitente es tan benéfico para la salud metabólica y celular, hay una hipótesis en desarrollo de que gran parte de esto tiene que ver con la fase de ayuno de la estrategia, durante la cual los científicos suponen que las células se someten a un estrés leve y hacen lo necesario para sobrevivir. Así pues, llevan a cabo adaptaciones que mejoran su capacidad de gestionar el estrés que experimentan durante la fase de ayuno. Los científicos creen que estas adaptaciones hacen a las células más resilientes y mejor equipadas para prevenir y, de ser necesario, combatir enfermedades.

Otro mecanismo por el cual el ayuno puede ser benéfico para nuestras células se describe con el concepto *autofagia*. Por todo tu cuerpo, entre 30 o 40 billones de células microscópicas están trabajando constantemente para que seamos quienes somos y para ayudarnos a hacer lo que queremos. Comparemos lo que les sucede a nuestras células con lo que les sucede a nuestros autos. Manejar nuestro auto en trayectos largos en un tránsito pesado todos los días es estresante para la operación mecánica de nuestro vehículo. Con el tiempo, este comienza a deteriorarse; ciertas piezas se vuelven menos funcionales y necesitan repararse o remplazarse. Entonces lo llevas al mecánico, quien le hace el servicio y remplaza o arregla las piezas desgastadas para que operen mejor. Del mismo modo, conforme vivimos (nos levantamos en la mañana, abordamos al transporte para ir a trabajar, caminamos por el supermercado), nuestras células experimentan un desgaste general. Al estrés en nuestras células se añaden infecciones, inflamaciones u otras condiciones médicas, las cuales dañan los *organelos* —partes pequeñas pero importantes de nuestras células—. Nuestro cuerpo tiene un increíble sistema de autorreparación que inspecciona estos componentes dañados y los repara en la medida de lo posible, pero si el daño es de gravedad, se les descompone por completo, se les degrada y recicla. Este material reciclado se puede usar, bien para crear nuevas células o bien con el objeto de servir como fuente de energía para esas otras células. Todo esto sucede en nuestro cuerpo cada segundo de cada día sin que siquiera nos demos cuenta de que está pasando. Cuando ayunas, tus células están hambrientas, lo cual genera un estrés que provoca el proceso de autofagia; esto lleva a que digieras las partes de la célula con el fin de proveer energía crucial para la supervivencia celular.

Las investigaciones sugieren que el ayuno intermitente ofrece una variedad de beneficios, muchos de ellos pueden incidir o no en la pérdida de peso. Si bien la intención primaria de la dieta Met Flex es la flexibilidad metabólica y la pérdida de peso, no hay nada malo en recibir las ventajas adicionales de este estilo de alimentación.

En este programa vamos a probar una combinación de estrategias de ayuno intermitente. Tal vez descubras que una o dos son más fáciles para ti, lo cual es de esperarse. Sin embargo, haz lo mejor que puedas para seguir todos los regímenes alimentarios al pie de la letra, ya que los tiempos de comidas y de ayuno resultan tan críticos como lo que comes y el número de calorías que consumes.

Beneficios del ayuno intermitente

- Perder peso
- Disminuir la inflamación
- Reducir la resistencia a la insulina
- Disminuir la grasa abdominal
- Preservar el funcionamiento del aprendizaje y la memoria
- Mejorar síntomas relacionados con el asma

CETOSIS CÍCLICA

Nunca he sido un seguidor de las dietas keto, a pesar de la arrolladora evidencia de que en el corto plazo este régimen alimentario puede ser muy efectivo para perder peso. Mi postura no se basa en los resultados que muchos han conseguido, sino en los tipos de alimentos, particularmente la cantidad de grasa que las personas que siguen el régimen cetogénico tienen que ingerir para tener éxito. La vasta investigación en las últimas décadas ha demostrado que las dietas altas en grasas y en proteínas arriesgan de manera considerable tu salud, sobre todo para tu sistema cardiovascular y riñones. Sin embargo, numerosas investigaciones no están del todo de acuerdo y han mantenido esta área de interés en la ambigüedad. Algunos estudios, incluyendo uno que publicó la revista científica *Nutrients*, sugieren que las dietas muy bajas en carbohidratos (como la cetogénica) de hecho disminuyen el riesgo de infartos y ayudan a las personas que padecen de síndrome metabólico, resistencia a la insulina y diabetes tipo 2, al menos en el corto plazo.[3] Las investigaciones se están enfocando en examinar si la dieta cetogénica tiene un impacto positivo sobre otros padecimientos médicos, como acné, enfermedades del sistema nervioso y cáncer. La ausencia de evidencia clara y convincente ha llevado a múltiples desacuerdos entre los profesionales de la salud acerca de los beneficios y peligros de la dieta cetogénica.

Cetosis es el proceso que ocurre cuando tu cuerpo no tiene carbohidratos (glucosa) suficientes para quemar como fuente de combustible. Puesto que las provisiones de carbohidratos se han consumido por completo, el cuerpo debe encontrar otra fuente. Por fortuna, tenemos grasa, que se puede quemar para generar moléculas llamadas *cetonas*, las cuales se pueden usar como fuente de energía cuando no hay carbohidratos disponibles. Básicamente, la dieta cetogénica priva a tu cuerpo de carbohidratos, con lo cual, para poder generar energía, tu cuerpo se ve forzado a utilizar tanto la grasa almacenada, como la grasa que consumes en tus alimentos. Por eso la gente tiende a perder peso y grasa con este tipo de dieta.

Una dieta cetogénica típica favorece el consumo de grasa por encima de carbohidratos, por lo general, no más de 50 gramos de carbohidratos al día. Una dieta de cetosis cíclica es una variante de la típica cetogénica; es más bien un régimen que básicamente te fuerza a entrar y salir de cetosis; en este llevas a cabo una dieta estándar cetogénica durante cinco o seis días a la semana, seguida de uno o dos días de mayor consumo de carbohidratos. La idea es simple: entras en un estado de cetosis en los días en que tu consumo de grasa es alto y tu consumo de carbohidratos es extremadamente bajo. Luego pasas uno o dos días comiendo montones de carbohidratos para permitirle a tu cuerpo que se ajuste a quemarlos de nuevo, ahora que están disponibles. Se cree que alternar entre la disponibilidad de carbohidratos y la de grasas le enseña a tu cuerpo a ser más flexible metabólicamente porque aprende a adaptarse a quemar cualquier combustible que se encuentre disponible.

El plan de la **dieta Met Flex** presenta la cetosis cíclica en las últimas cuatro semanas. Durante ese periodo, es crucial que te mantengas atento a lo que comes, así como a las proporciones relativas de nutrientes. En cuanto a la parte cetogénica de la semana, deberás quemar máximo el 70 o 90% de tu consumo calórico diario, en forma de alimentos grasos. La clave para tener éxito, sin embargo, será que elijas las grasas más sanas: monoinsaturadas y poliinsaturadas. Es decir, intentarás limitar tu consumo de grasas saturadas y evitarás por completo las terribles grasas trans.

Fuentes de grasas sanas

- aguacate
- huevos
- aceite de oliva extravirgen
- pescado alto en grasas (anchoas, arenque, macarela, salmón, sardinas, trucha y atún)
- linaza
- lácteos enteros (como queso y yogurt)
- mantequillas de nueces
- nueces y semillas (almendras, nuez de Castilla, nuez de Brasil, chía, semillas de cáñamo y girasol)
- aceitunas
- tofu
- yogur (natural entero)

El siguiente macronutriente por considerar es la proteína, la cual debería comprender aproximadamente entre el 10 y 20% del total de calorías que consumes. Cada célula en el cuerpo humano contiene proteínas, que están involucradas en casi todas las funciones y los procesos corporales. Las proteínas se componen de unidades más pequeñas llamadas *aminoácidos*, que juntas conforman los tejidos del cuerpo, las enzimas imprescindibles para que sucedan las reacciones químicas, y los transportadores de átomos y moléculas pequeñas dentro de las células y por todo el cuerpo. Se ha generado un gran debate acerca de cuánta proteína necesitamos consumir a diario. La Academia Nacional de Medicina estadounidense recomienda que los adultos consuman un mínimo de 0.8 gramos de proteína por cada kilogramo de peso al día. Por lo tanto, una persona de 64 kilogramos debería consumir 50 gramos de proteína diaria y una persona de 90 kilos, 70 gramos.

En el plan de la dieta Met Flex habrá muchas opciones de proteína, pero es importante tomar en cuenta que reducir nuestro consumo de carnes procesadas (embutidos y carnes frías) es primordial para tu salud en general. De acuerdo con The Nutrition Source de la Escuela de Salud Pública de Harvard, las carnes procesadas son aquellas que «se han transformado a través de la salazón, curación, fermentación, ahumado u otros procesos para saborizar o aumentar la preservación».[4]

Fuentes comunes de proteína

- lácteos (queso, yogur, leche)
- huevos
- pescado (incluidos los moluscos)
- legumbres (frijoles y lentejas)
- nueces
- aves de corral (pollo, pavo, pato)
- carne roja (res, cabra, cordero, cerdo, ternera)
- semillas
- soya

Los carbohidratos regresarán a tu régimen alimentario durante los primeros dos días de la semana. Comerlos romperá la fase de cetosis en la que has estado durante los cinco días previos y esto le permitirá a tu cuerpo pasar de quemar grasa a quemar carbohidratos. En estos dos días de carga de carbohidratos, entre el 60 y el 70% de tus calorías vendrán de ellos, del 15 al 20% de tus calorías procederán de las proteínas y solo del 5 al 10% del total de tus calorías las obtendrás de las grasas. Toma en cuenta que estos porcentajes son completamente opuestos a lo que se espera del periodo de cinco días de cetosis en la semana. Estos dos días se pueden optimizar al enfocarse en comer más carbohidratos complejos y menos carbohidratos simples. Los carbohidratos complejos son más nutritivos, tienden a ser altos en fibra y se digieren más despacio. La fibra y el almidón se consideran carbohidratos complejos.

Ejemplos de carbohidratos complejos

- arroz integral
- avena
- brócoli
- calabacín o chilacayote
- camote
- cebollas
- centeno
- chícharos
- ejotes
- espárragos
- espinaca
- frijoles
- frutas (fresas, manzanas, toronjas, peras, ciruelas)
- garbanzos
- lentejas
- pan de trigo integral
- papas
- pepinos
- quinoa
- trigo
- trigo sarraceno (alforfón)
- zanahorias

Los carbohidratos simples son como combustibles de quema rápida; es decir, en cuanto los ingerimos, se descomponen con rapidez en azúcares. Esto incluye glucosa, fructosa, sucralosa, azúcar refinada, azúcar mascabada, azúcar morena y jarabe de maíz de alta fructosa. Los carbohidratos simples provocan que nuestro nivel de azúcar en sangre se incremente de manera rápida porque nuestro cuerpo los descompone de igual forma. Lo mejor es reducir tu consumo de carbohidratos simples, o incluso evitarlos por completo, en la medida de lo posible.

Aunque el plan de la **dieta Met Flex** es bastante flexible en cuanto a las opciones de alimentos, es importante que sigas los tiempos de consumo de alimento y de ejercicio al pie de la letra tanto como te sea posible. He sido cuidadoso al combinar algunas estrategias para obtener los resultados óptimos. Con frecuencia sucede que el cuándo y el qué comes con relación a cuándo te ejercitas y el tipo de ejercicio que realizas hace una diferencia en el combustible que tu cuerpo utiliza y, por lo tanto, incide en los resultados de tu flexibilidad metabólica. Cada detalle del plan está fundamentado. Todo forma parte de una estrategia mayor que, cuando se sigue rigurosamente, te dará mayores probabilidades de éxito en el incremento de tu flexibilidad metabólica. Cree en ti. Cree en el plan. Ábrete al proceso conforme avanzas.

3

SEMANA 1

FUNDAMENTAL

Bienvenido a la primera semana para mejorar tu flexibilidad metabólica y enseñarle a tu cuerpo cómo adaptarse a cualquier ambiente alimentario en el que puedas encontrarte. En esta primera semana se trata de asentar las bases del resto del programa, para que tengas el mayor éxito posible. El plan para estos siete días fundamentales se construyó de tal forma que entres de lleno al programa y comiences a ver resultados de forma rápida y consistente.

La mejor manera de acometer este plan es estar preparado, así que será importante que te sientes unos minutos y eches un vistazo a lo que hay en los planes de comidas para esta semana. Lo ideal es que preselecciones tus comidas y colaciones de toda la semana, para que elabores una lista de compras con los alimentos suficientes que te ayudarán a seguir el plan adecuadamente y, en última instancia, a tener éxito en cumplirlo. No tener los alimentos correctos o no tener suficiente de ellos podría tentarte a improvisar, y antes de que te des cuenta, te habrás salido del plan. Aquí es donde los problemas pueden empezar. Hay una razón para todo lo planeado, no solo para esta semana, sino para las seis que integran todo el programa, así que no descartes ningún detalle por suponer que es trivial o irrelevante para la misión completa. No lo olvides: es muy probable que estés intentando este plan porque todo lo que hiciste en el pasado no rindió fruto o no lograste mantener los buenos resultados. Así que da lo mejor de ti para seguir el plan tal como está escrito. De ningún modo espero que lo sigas a la perfección, porque nadie es perfecto. Pero haz tu mejor esfuerzo y toma buenas decisiones tan frecuentemente como puedas.

Durante las siguientes seis semanas tendrás una gran variedad de comidas y bebidas a elegir. Cuando estés en la parte cetogénica de la dieta, es importante que sigas con cuidado lo que se sugiere, porque comer o beber demasiados carbohidratos romperá tu estado de cetosis y evitará que tu cuerpo llegue a la meta final de quemar la grasa que comes (en la dieta) y la grasa acumulada en tu cuerpo. Las dos tablas que aquí te presentamos ofrecen una guía general de los tipos de queso que puedes comer y algunos de los alimentos, ingredientes y bebidas que deberías evitar. Es virtualmente imposible enlistar todo, por lo que diseñé una que cubre la mayoría de las categorías importantes. En todo momento consulta los lineamientos específicos para una semana en particular, con el fin de gestionar mejor lo que está permitido. Si bien los lineamientos cambian al inicio de cada semana, los que se enlistan a continuación son consistentes a lo largo de todo el plan.

Quesos permitidos

- Brie
- Camembert
- Cheddar
- Colby Jack
- Cottage
- De cabra
- Feta
- Halloumi
- Havarti
- Limburger
- Manchego
- Mascarpone

- Mozzarella
- Muenster
- Oaxaca
- Parmesano
- Pepper Jack
- Provolone
- Queso crema
- Romano
- Roquefort
- Suizo

ALIMENTOS, INGREDIENTES Y BEBIDAS QUE HAY QUE EVITAR EN LOS DÍAS DE CETOSIS	
BEBIDAS	
ALCOHOL	cerveza (normal), bloody mary, cosmopolitan, margarita, piña colada, cubalibre, sangría, whisky seco, ruso blanco
COOLERS CON ALCOHOL	alcopops, spirit coolers, coolers a base de vino, vodka con limón
BEBIDAS	bebidas azucaradas (sodas, jugos de fruta, ponche, limonada, tés dulces)
COMIDA	
FRUTAS	todas, excepto cantidades limitadas de mora azul, fresa, zarzamora y frambuesa
GRANOS/ALMIDONES	pan, productos a base de trigo, arroz, pasta, cereal
GOLOSINAS	pasteles, galletas, donas, hojaldras, dulces, helado, helado italiano (sí se permite el helado keto)

VEGETALES	papas, camotes, nabos, zanahorias, maíz, poro, betabel
FRIJOLES Y OTRAS LEGUMBRES	frijoles negros, chícharos, alubias, lentejas, garbanzos
CONDIMENTOS	salsa BBQ, mostaza, miel, salsa teriyaki, cátsup

LINEAMIENTOS

Estos son tus lineamientos para esta semana. Vas a seguir un método de alimentación de tiempo restringido de ayuno intermitente; esta es la parte más importante para lograr una semana exitosa.

* **Horario de alimentación.** Tendrás 10 horas para consumir todos tus alimentos y bebidas calóricas (tu ventana de alimentación). Las siguientes 14 horas serán tu ventana de ayuno. Durante el ayuno puedes tomar tantas bebidas sin calorías como quieras, pero si deseas beber té o café durante este periodo, asegúrate de que las calorías que bebas no sumen más de 50. Tú decidirás el horario de tu ventana de alimentación y de ayuno, según tu conveniencia, pero aquí hay un ejemplo de cómo sería un día 14:10.

VENTANA DE ALIMENTACIÓN	VENTANA DE AYUNO
10:00 am - 8:00 pm	8:00 pm - 10:00 am

* **Agua.** Debes consumir una taza de agua antes de cada comida. Puedes beber más agua durante y después de estas, pero siempre una taza antes de tu primer bocado.
* **Frutas y verduras.** Pueden ser congeladas o frescas. Puedes usar las enlatadas, pero estas deben ser tu última opción, porque contienen exceso de sal y otros conservadores. De ser posible, consume solo frutas y verduras que no tengan ingredientes adicionales. Si usas las de lata, asegúrate de que sean bajas en sodio (140 mg o menos por porción).
* **Alcohol.** Tienes permiso de beber alcohol esta semana, pero recuerda, estás tratando de perder peso y hacer que tu metabolismo sea más flexible. Demasiado alcohol dificultará que llegues a tus metas. Solo puedes beber alcohol bajo en carbohidratos. Puedes consumir una sola bebida alcohólica en los días 1, 2, 3, 4, 5, 6 y 7, ya sea una cerveza *light* o un coctel. La siguiente lista muestra las cantidades de las bebidas alcohólicas y los mezcladores permitidos.

TIPO DE ALCOHOL	PORCIÓN PERMITIDA
ginebra	45 ml
cerveza *light*	355 ml
vino tinto	148 ml
tequila	45 ml
vodka	45 ml
whisky	45 ml
vino blanco	148 ml

TIPO DE MEZCLA	PORCIÓN PERMITIDA
refresco *light*	½ taza
agua mineral	sin restricción
agua tónica sin azúcar	sin restricción

* **Refresco.** No tienes permitido refresco normal ni *light*. Esto es muy importante. Si sueles tomarlo, por favor, trata de eliminarlo de tu dieta. Si te es imposible, al menos reduce su consumo a la mitad. La única excepción es el refresco *light* mezclado en tu bebida alcohólica (véase la tabla de lineamientos de alcohol).

* **Azúcar.** No tienes permitido comer azúcar refinada ni de caña, pero puedes usar endulzantes como estevia orgánica, fruto del monje orgánico, miel pura o sin procesar, jarabe de yacón (yuca) o eritritol orgánico (ten cuidado de no consumir mucho eritritol porque te puede ocasionar diarrea).

* **Jarabe.** Tienes permitido usar jarabes libres de azúcar o sin azúcar añadida. Si encuentras jarabe orgánico, mejor.

* **Café.** Puedes tomar café durante tus periodos de ayuno, pero no le agregues calorías. Durante tu periodo de ayuno no puedes consumir más de 50 calorías en total; agregar crema o azúcar a tu café puede rebasar el límite. En tus días de cetosis, pon atención a lo que le añades a tu café, porque no puedes consumir más de 50 gramos de carbohidratos durante el día entero. Algunas preparaciones de café tienen tantos carbohidratos que podrías estar bebiendo tu consumo total permitido, e incluso más, en una sola taza.

* **Intercambio de comidas.** A veces el plan te presentará opciones de platillos que no te gusten o con ingredientes a los que no tienes acceso. Que no cunda el pánico. Puedes intercambiar comidas siempre y cuando sea entre alimentos de la misma categoría (desayuno, comida, cena, comida 1, comida 2) y en el mismo tipo de día (de consumo de carbohidratos, de 500 calorías o menos).

* **Eliminación de ingredientes.** Si una comida incluye un ingrediente o alimento que no te gusta, al que eres alérgico o simplemente que no consigues, siéntete libre de eliminarlo y usa el resto de los ingredientes y alimentos.

* **Colaciones.** Por favor, trata de consumir únicamente las colaciones de la lista del plan diario o del capítulo 10. Si por alguna razón necesitas comer una que no está en la lista, asegúrate de que no tenga más de 150 calorías.

* **Ejercicio.** El ejercicio está proscrito de forma específica para complementar la ventana de ayuno, así como el plan de comidas. Pon mucha atención a las instrucciones. Encontrarás ejemplos de ejercicios en el capítulo 11.

CONSEJO DE LA SEMANA

LA VENTAJA DORMILONA

UNA NOCHE DE BUEN DESCANSO es más que lo que tus padres insistían cuando ibas a la escuela. Un sueño abundante y reparador es importante para que nuestros cuerpos funcionen de manera óptima. Muchas personas tienen vidas ajetreadas y experimentan diversas circunstancias estresantes que consumen una extraordinaria cantidad de tiempo y energía mental. Sin embargo, dormir no es un lujo aun con una vida ajetreada o para alguien con un trabajo demandante. De hecho, es lo opuesto: dormir es una necesidad.

El cuerpo tiene cuatro categorías biológicas o ritmos, determinados por la genética. Una de estas categorías son los ciclos circadianos: el ciclo de 24 horas relacionado con el día y la noche, que sirve como parte del reloj interno del cuerpo y que funciona tras bambalinas para asegurar que las funciones y procesos del cuerpo sean óptimas en diferentes momentos de cada periodo de 24 horas. El ciclo de sueño y vigilia es uno de estos ritmos. Interrupciones frecuentes o severas al ritmo de este ciclo pueden afectar muchas cosas, por ejemplo, el flujo natural de las hormonas del cuerpo, con consecuencias fisiológicas reales que inciden en nuestro funcionamiento y salud general. En la literatura médica hay bastante documentación contundente de que la carencia de sueño o reposo puede incrementar los niveles de la ghrelina (hormona del hambre) y reducir los niveles de la leptina (hormona de la saciedad). Así es como la falta de sueño puede llevar al aumento de hambre y apetito.

Conclusión: si quieres perder peso y aumentar tu flexibilidad metabólica, apaga tus dispositivos electrónicos y duérmete.

DÍA 1

DESAYUNO

Elige una de las siguientes opciones:

- 2 hot cakes con 2 rebanadas de tocino (de res o cerdo) y ½ taza de fruta
- 2 huevos revueltos con queso y verduras picadas

COMIDA

Elige una de las siguientes opciones:

- Una ensalada verde grande: 3 tazas de vegetales verdes de tu elección con durazno, queso de cabra, pepino, almendras, albahaca, y 2 o 3 cucharaditas de vinagreta balsámica
- Sándwich de pavo, pollo, jamón o ensalada de atún en el pan de tu elección, con lechuga, jitomate, una rebanada de queso y una cucharadita de tu condimento favorito

CENA

Elige una de las siguientes opciones:

- 170 g de pechuga de pollo asada o cocida (sin piel) con 1 papa mediana cocida (si quieres, puedes agregar ½ cucharadita de mantequilla o crema ácida, cebollín, brócoli y queso)
- 170 g del pescado de tu elección, asado o cocido, con 2 verduras de tu preferencia

COLACIONES

Elige dos de la siguiente lista; consúmelas en cualquier momento del día (pero no consecutivamente y no dentro de la hora anterior o posterior de una comida):

- ½ manzana chica en rebanadas, con dos cucharaditas de crema de cacahuate
- ¼ de taza de pasas

- Frituras de kale (berza o col rizada): ⅔ de taza de kale crudo sin tallos, horneada con una cucharadita de aceite de oliva extravirgen a 200 °C hasta que queden crujientes
- ½ papa mediana cocida con una cucharadita de mantequilla o 1 cucharada de crema ácida
- ½ taza de yogur griego natural bajo en grasa o libre de grasa, con una pizca de canela y una cucharadita de miel

EJERCICIO

AM o PM

Veinte minutos de entrenamiento de fuerza (ver ejemplos en el capítulo 11). Consume al menos 20 g de proteína y 15 g de carbohidratos dentro de la hora posterior a tu sesión de ejercicio.

DÍA 2

DESAYUNO

Elige una de las siguientes opciones:
- 1 taza de avena cocida con ¼ de taza de fruta (si quieres, puedes agregar 1 cucharadita de azúcar morena, 1 porción de mantequilla, ¼ de taza de leche)
- Sándwich de queso asado con dos rebanadas de pan de grano entero o pan de trigo integral (de 8 x 8 cm) y 50 g de queso

COMIDA

Elige una de las siguientes opciones:
- Sándwich de ensalada de atún (del tamaño de 2 cucharas para servir helado) en el pan de tu elección (si quieres, agrega lechuga)
- Hamburguesa de res o pavo de 170 g en un bollo de tu preferencia, con queso, lechuga y jitomate, junto con una ensalada de vegetales verdes

CENA

Elige una de las siguientes opciones:

- 1 porción de lasaña de carne o vegetales (de 5 x 10 x 7.5 cm) y una ensalada chica de vegetales verdes
- 170 g de pescado (asado o cocido) con 2 porciones de verduras

COLACIONES

Elige dos de la siguiente lista; consúmelas en cualquier momento del día (pero no consecutivamente y no dentro de la hora anterior o posterior a una comida):

- Hoja de lechuga enrollada y rellena con una rebanada de jamón o carne de res, junto con col, zanahorias o pimiento morrón
- Queso cottage tropical: ½ taza de queso cottage sin grasa con ½ taza de cuadritos de piña y mango frescos
- 6 almejas grandes
- 85 g de surimi fresco cocido
- 15 palitos de pretzel con 2 cucharaditas de queso crema sin grasa

EJERCICIO

AM

Veinte minutos de cardio de baja intensidad en ayunas (en el capítulo 11 verás ejemplos). Además de no comer nada antes de ejercitarte, tampoco comas por al menos 2 horas después de haber terminado la sesión.

PM

Sesión de 20 minutos de HIIT. No comas nada por al menos una hora después de haber terminado (en el capítulo 11 verás ejemplos de este ejercicio).

DÍA 3

DESAYUNO

Elige una de las siguientes opciones:

- Smoothie de 340 g (ver recetas en el capítulo 9)
- 225 g de yogur griego cremoso con granola

COMIDA

Elige una de las siguientes opciones:

- Espagueti con albóndigas (2 tazas de pasta cocida y 2 albóndigas) en una salsa de jitomate
- Sándwich de pollo con jitomate, queso, lechuga y 1 cucharadita de tu condimento favorito en el pan de tu elección, así como una ensalada de vegetales verdes y 1 cucharada de aderezo

CENA

Elige una de las siguientes opciones:

- 3 o 4 porciones de vegetales y 1 taza de arroz integral
- 1½ tazas de pollo o de res salteados con 1 taza de arroz integral

COLACIONES

Elige dos de la siguiente lista; consúmelas en cualquier momento del día (pero no consecutivamente y no dentro de la hora anterior o posterior a una comida):

- 1 taza mixta de frutos rojos (frambuesas, moras azules o zarzamoras)
- Ensalada de cítricos y moras: 1 taza mixta de frutos rojos (frambuesas, fresas, moras azules y zarzamoras) con 1 cucharada de jugo de naranja recién exprimido
- 1 pimiento morrón mediano rebanado con 2 cucharadas de queso de cabra untable

- 10 zanahorias *baby* con 2 cucharadas de hummus
- 1 bola chica (del tamaño de dos pelotas de golf) de helado de yogurt bajo en grasa

EJERCICIO

Día de descanso. Si de cualquier forma deseas ejercitarte, haz una sesión de 15 o 20 minutos de cardio de baja intensidad. Este será un ejercicio extra y te ayudará a lograr tus metas más rápido (en el capítulo 11 hay ejemplos de ejercicios).

DÍA 4

DESAYUNO

Elige una de las siguientes opciones:

- 2 tazas (o menos) de cereal frío (sin azúcar) con la leche de tu elección y 1 pieza de fruta
- Omelette con 2 huevos y verduras picadas de tu elección

COMIDA

Elige una de las siguientes opciones:

- Ensalada grande con 3 tazas de hojas verdes de tu elección y 2 o 3 cucharadas de aderezo de tu preferencia (opciones adicionales: champiñones, betabel, pepino, arroz, semillas de girasol y albahaca)
- 2 rebanadas de pizza de queso, de pepperoni o vegetariana (12 cm de ancho x 15 cm de largo cada una)

CENA

Elige una de las siguientes opciones:

- 2 tazas de pasta de trigo integral cocida, 85 g de pollo en cubos y las verduras de tu preferencia
- 170 g de pescado, pollo o bistec asado con 2 porciones de vegetales de tu elección

COLACIONES

Elige dos de la siguiente lista; consúmelas en cualquier momento del día (pero no consecutivamente y no dentro de la hora anterior o posterior a una comida):

- Hoja de lechuga enrollada y rellena con una rebanada de jamón o carne de res, junto con col, zanahorias o pimiento morrón
- Queso cottage tropical: ½ taza de queso cottage sin grasa con ½ taza de cuadritos de piña y mango frescos
- 6 almejas grandes
- 85 g de surimi fresco cocido
- 15 palitos de pretzel con 2 cucharaditas de queso crema sin grasa

EJERCICIO

AM

Veinte minutos de cardio de baja intensidad en ayunas (en el capítulo 11 verás ejemplos). Además de no comer nada antes de ejercitarte, tampoco comas por al menos 2 horas después de haber terminado tu sesión.

PM

Sesión de 15 minutos de cardio de baja intensidad. No comas nada por al menos una hora después de haber terminado (en el capítulo 11 verás ejemplos de este ejercicio).

DÍA 5

DESAYUNO

Elige una de las siguientes opciones:

- 1 waffle de 20 cm o 2 waffles de 10 cm con 2 rebanadas de tocino (de cerdo o pavo) o 2 salchichas de 7.5 cm de largo o 1 hamburguesa de carne molida de cerdo (de 7.5 cm de diámetro) (opciones adicionales: mantequilla y miel)
- Omelette con 2 claras de huevo y vegetales picados

COMIDA

Elige una de las siguientes opciones:

- 1 salchicha de hot dog con salsa de chili (sin pan) y una ensalada chica de vegetales
- Hamburguesa de queso y tocino (sin pan) y una ensalada chica de vegetales verdes

CENA

Elige una de las siguientes opciones:

- 3 tacos pequeños de res, pollo o pescado
- 2 piezas de pollo frito y una porción de hojas verdes

COLACIONES

Elige dos de la siguiente lista; consúmelas en cualquier momento del día (pero no consecutivamente y no dentro de la hora anterior o posterior a una comida):

- 1 huevo cocido con un bagel salado (condimentado con semillas, ajo, cebolla y sal)
- 8 o 10 *kisses* de chocolate
- 40 g de pescado rebanado cocido
- 55 g de langosta cocida
- 25 galletas saladas chicas (1.5 cm de diámetro)

EJERCICIO
AM o PM
Veinte minutos de entrenamiento de fuerza (ver ejemplos en el capítulo 11). Consume al menos 20 g de proteína y 15 g de carbohidratos dentro de la hora posterior a haber terminado tu sesión de ejercicio.

DÍA 6
DESAYUNO

Elige una de las siguientes opciones:

- ½ taza de fruta y dos rebanadas de tocino (de cerdo o pavo)
- Smoothie de 340 g (ver recetas en el capítulo 9)

COMIDA

Elige una de las siguientes opciones:

- Ensalada grande con dos tazas de espinaca o kale, 85 g de pollo, cebollas, brócoli, col rallada, arroz integral, blanco o silvestre, albahaca y 2 o 3 cucharadas de aderezo teriyaki u otro aderezo de tu elección
- 170 g de salmón, macarela, trucha, pescado blanco asados, o bagre (pez gato) frito y una ensalada chica de vegetales verdes

CENA

Elige una de las siguientes opciones:

- 2 tazas de caldo de res, pollo, pavo o pescado
- 6 piezas del sushi de tu elección (rollos de aguacate, de pepino con aguacate, de tempura de camarón, de atún picante o California)

COLACIONES

Elige dos de la siguiente lista; consúmelas en cualquier momento del día (pero no consecutivamente y no dentro de la hora anterior o posterior a una comida):

- 2 kiwis medianos
- ¼ de aguacate untado en una galleta integral, espolvoreado con vinagre balsámico y sal de mar
- 5 rebanadas de pepino con ⅓ de taza de queso cottage, sal y pimienta
- Ensalada de alubias: ⅓ de taza de alubias blancas, el jugo de 1 limón, ¼ de taza de jitomate picado y 4 rebanadas de pepino
- 2 hebras de queso Oaxaca bajo en grasa

EJERCICIO

AM

Veinte minutos de cardio de baja intensidad en ayunas (en el capítulo 11 verás ejemplos). Además de no comer nada antes de ejercitarte, tampoco comas por al menos 2 horas después de haber terminado.

DÍA 7

DESAYUNO

Elige una de las siguientes opciones:

- 1 rebanada de pan con aguacate: en un tazón, machaca 1 aguacate chico, luego úntalo en una rebanada de pan de grano entero o pan de trigo integral tostado (opciones adicionales: añade sal de mar y jitomate)
- 1 sándwich de tocino, huevo y queso en un pan tostado o bísquet

COMIDA

Elige una de las siguientes opciones:

- 1 taza de sopa, ya sea minestrone, fideos con pollo, verduras, frijol, jitomate, calabacitas, lentejas o chícharos (pero no de papa ni cremas), con una ensalada chica de vegetales verdes

- 140 g de pavo, pollo, salmón o una hamburguesa de vegetales en un bollo de tu elección (opciones adicionales: 1 rebanada de queso, jitomate y lechuga)

CENA

Elige una de las siguientes opciones:

- 1 porción de lasaña (con o sin carne, de 5 cm x 10 cm x 7.5 cm) con una ensalada chica de vegetales verdes
- 2 tazas de espagueti cocido y tres albóndigas de 5 cm con una ensalada chica de vegetales verdes

COLACIONES

Elige dos de la siguiente lista; consúmelas en cualquier momento del día (pero no consecutivamente y no dentro de la hora anterior o posterior a una comida):

- ½ taza de yogur sin grasa y ½ taza de moras azules
- ½ bísquet de trigo integral con 1 cucharadita de mermelada
- 4 filetes de pescado grandes cocidos
- 55 g de atún de aleta amarilla cocido

EJERCICIO

Día de descanso. Si de cualquier forma deseas ejercitarte, haz una sesión de 15 o 20 minutos de cardio de baja intensidad. Este será un ejercicio extra y te ayudará a lograr tus metas más rápido (en el capítulo 11 hay ejemplos de ejercicios).

4

SEMANA 2

ADAPTACIÓN

Esta semana se trata de presionar a tu cuerpo a que realice las adaptaciones necesarias para lograr una nueva manera de comer y moverse. Ya que es tan solo tu segunda semana, tu cuerpo aún se está ajustando tanto a la comida que ingieres como a tu nueva rutina de ejercicio. Mantén el plan lo mejor que puedas y sigue creyendo que, en caso de que aún no veas los resultados, ya llegarán.

Esta semana usaremos el método de ayuno 5:2. Este es muy diferente del plan de alimentación de tiempo restringido de la semana anterior, así que deberás leer todo el plan de comidas y prepararte. Recuerda: tener que ayunar dos días no significa que puedes alocarte y comer lo que se te antoje, en la cantidad que desees, durante los cinco días sin ayuno. Por favor, ten presente el axioma eterno de que el conteo de calorías aún importa y que el total de las que ingieres debe ser menor que las que quemas para lograr una pérdida de peso óptima. En esos días debes elegir sabiamente y asegurarte de hacer tu rutina de ejercicio, que es en especial importante cuando consumes muchas más calorías que las que ingieres durante los días de ayuno.

LINEAMIENTOS

Estos son tus lineamientos para esta semana. Seguirás el método 5:2 de ayuno intermitente, así que tenlo presente y prepárate para los días de ayuno. Los días de bajo consumo de calorías están distribuidos para que no batalles con días consecutivos de ayuno.

* **Horario de comidas.** Tendrás cinco días de alimentación relativamente normal y dos días de alimentación baja en calorías (ayuno): no cambies los días en el programa, puesto que tienen una razón para estar en ese orden específico. En tus días de ayuno, te exhorto a no comer deprisa; más bien, tómate tu tiempo para sentarte a comer en un ambiente relajado y saborear tus alimentos.
* **Agua.** Debes consumir una taza de agua antes de cada comida. Puedes beber más agua durante y después de estas, pero siempre una taza antes de tu primer bocado.
* **Frutas y verduras.** Pueden ser congeladas o frescas. Puedes usar las enlatadas, pero estas deben ser tu última opción, porque contienen exceso de sal y otros conservadores. De ser posible, consume solo frutas y verduras que no tengan ingredientes adicionales. Si usas las de lata, asegúrate de que sean bajas en sodio (140 mg o menos por porción).
* **Alcohol.** Tienes permiso de beber alcohol esta semana, pero recuerda, estás tratando de perder peso y de que tu metabolismo sea más flexible. Demasiado alcohol dificultará que llegues a tus metas. Solo puedes beber alcohol bajo en carbohidratos. Puedes consumir una sola bebida alcohólica en los días 1, 2, 4, 6 y 7, ya sea una cerveza *light* o un coctel. La siguiente lista muestra las cantidades de las bebidas alcohólicas y los mezcladores permitidos.

TIPO DE ALCOHOL	PORCIÓN PERMITIDA
ginebra	45 ml
cerveza *light*	355 ml
vino tinto	148 ml
tequila	45 ml
vodka	45 ml
whisky	45 ml
vino blanco	148 ml
TIPO DE MEZCLA	**PORCIÓN PERMITIDA**
refresco *light*	½ taza
agua mineral	sin restricción
agua tónica sin azúcar	sin restricción

* **Refresco.** No tienes permitido refresco normal ni *light*. Esto es muy importante. Si sueles beberlo, por favor, trata de eliminarlo de tu dieta. Si te es imposible, al menos reduce su consumo a la mitad. La única excepción es el refresco *light* mezclado en tu bebida alcohólica (véase la tabla de lineamientos de alcohol).

* **Azúcar.** No tienes permitido comer azúcar de caña, pero puedes usar endulzantes como estevia orgánica, fruto del monje orgánico, miel pura o sin procesar, jarabe de yuca o eritritol orgánico (ten cuidado de no consumir mucho eritritol porque te puede ocasionar diarrea).

* **Jarabe.** Tienes permitido usar jarabes libres de azúcar o sin azúcar añadida. Si encuentras jarabe orgánico, mejor.
* **Café.** Puedes tomar café durante tus periodos de ayuno, pero no le agregues calorías. Durante tu periodo de ayuno no puedes consumir más de 50 calorías en total; agregar crema o azúcar a tu café puede rebasar el límite. En tus días de cetosis, pon atención a lo que le añades a tu café, porque no puedes consumir más de 50 gramos de carbohidratos durante el día entero. Algunas preparaciones de café tienen tantos carbohidratos que podrías estar bebiendo tu consumo total permitido, e incluso más, en una sola taza.
* **Intercambio de comidas.** A veces el plan te presentará opciones de platillos que no te gusten o con ingredientes a los que no tienes acceso. Que no cunda el pánico. Puedes intercambiar comidas siempre y cuando sea entre alimentos de la misma categoría (desayuno, comida, cena, comida 1, comida 2) y en el mismo tipo de día (de consumo de carbohidratos, de 500 calorías o menos).
* **Eliminación de ingredientes.** Si una comida incluye un ingrediente o alimento que no te gusta, al que eres alérgico o que simplemente no consigues, siéntete libre de eliminarlo y solo usa el resto de los ingredientes y alimentos.
* **Colaciones.** Por favor, trata de consumir únicamente las colaciones de la lista del plan diario o del capítulo 10. Si por alguna razón necesitas comer una que no está en la lista, asegúrate de que no tenga más de 150 calorías. En los dos días de ayuno se te permitirá una colación de la lista, así que elige sabiamente, puesto que será crucial para ayudarte a aprovechar tus calorías lo más posible a lo largo del día.
* **Ejercicio.** El ejercicio está proscrito de manera específica para complementar el método de ayuno, así como el plan

de alimentación. Pon mucha atención a las instrucciones. Encontrarás ejemplos de ejercicios en el capítulo 11.

CONSEJO DE LA SEMANA

EL HIIT ES UN GRAN *HIT*

EL EJERCICIO DE ENTRENAMIENTO con intervalos de alta intensidad (HIIT, por sus siglas en inglés) tiene numerosas ventajas en comparación con los entrenamientos tradicionales de un ritmo cardiaco estable. Este estilo de ráfagas de energía no solo hace maravillas para la salud de tu corazón, sino que también tiene un impacto importante para tu flexibilidad metabólica, específicamente en la habilidad de tu cuerpo para quemar grasa. Los creadores de Lumen, la compañía de rastreo metabólico, examinaron datos de más de un millón de medidas metabólicas previas y posteriores al entrenamiento, y encontraron que el 60% de los entrenamientos HIIT lograba que el cuerpo pasara de quemar carbohidratos a quemar grasa. Este fue un aumento significativo del cambio a quemar grasa que arrojó el 50% de participantes cuyo ejercicio diario era correr y andar en bicicleta.

Entonces, ¿qué tanto HIIT deberías hacer en la semana? A falta de un estándar universal, el Departamento Estadounidense de Salud y Servicios Humanos recomienda hacer este tipo de ejercicio vigoroso dos o tres veces por semana durante 30 o 45 minutos por sesión. Por mucho impacto que los ejercicios HIIT causen, ten cuidado de no abusar de algo bueno: demasiado HIIT en realidad puede ralentizar tu metabolismo, algo que obviamente no quieres. Al igual que muchas otras cosas en la vida, la moderación es clave tratándose de ejercicios HIIT.

DÍA 1

DESAYUNO

Elige una de las siguientes opciones:

- Plato de fruta o ensalada de fruta con un yogur de 170 g
- Frittata de 2 huevos, queso y verduras de tu elección

COMIDA

Elige una de las siguientes opciones:

- 1½ tazas de pollo o res salteados
- Ensalada grande con 2 tazas de hojas verdes de tu elección, gajos de camote asado, queso parmesano rallado, betabel crudo, brócoli, jitomate, albahaca y 2 o 3 cucharadas de vinagreta balsámica o el aderezo de tu elección

CENA

Elige una de las siguientes opciones:

- Plato vegetariano: 3 o 4 porciones de verduras cocidas (1 porción es más o menos ½ taza de verduras cocidas)
- 2 tazas de pasta cocida (blanca o integral) con 85 g de cubos de pollo o pescado, y jitomate, brócoli o la verdura de tu elección

COLACIONES

Elige dos de la siguiente lista; consúmelas en cualquier momento del día (pero no consecutivamente y no dentro de la hora anterior o posterior a una comida):

- Higos rellenos: 2 higos deshidratados pequeños, rellenos de 1 cucharada de queso ricotta bajo en grasa y espolvoreados con canela en polvo
- 1 taza de cerezas
- ⅓ de taza de chícharos de wasabi

- ½ pepino sin semillas relleno con una rebanada delgada de pavo sin grasa y mostaza o mayonesa libre de grasa
- Entre 10 y 16 nueces de la India

EJERCICIO

AM

Veinte minutos de cardio de baja intensidad en ayunas (en el capítulo 11 verás ejemplos). No comas nada al menos 2 horas después de haber terminado tu sesión de ejercicio.

DÍA 2

DESAYUNO

Elige una de las siguientes opciones:

- Licuado de proteína (de 350 calorías o menos)
- Smoothie de fruta (350 calorías o menos)

COMIDA

Elige una de las siguientes opciones:

- 1½ tazas de pasta con jitomates deshidratados u otras verduras en una salsa que no sea cremosa
- Ensalada grande con 3 tazas de hojas verdes de tu elección; añade 2 o 3 cucharadas del aderezo de tu preferencia (opciones para añadir: champiñones, betabel, pepino, arroz, semillas de girasol y albahaca)

CENA

Elige una de las siguientes opciones:

- Estofado de pollo y brócoli (página 178)
- 1 taza de sopa de lentejas con una ensalada chica de vegetales verdes

COLACIONES

Elige dos de la siguiente lista; consúmelas en cualquier momento del día (pero no consecutivamente y no dentro de la hora anterior o posterior a una comida):

- ½ taza de queso cottage bajo en grasa con ¼ de taza de rebanadas de piña fresca
- ½ taza de queso cottage bajo en grasa mezclado con una cucharada de crema de cacahuate natural
- 2 rebanadas de pechuga de pavo
- Ensalada de sandía: 1 taza de espinaca cruda con ⅔ de taza de sandía picada, espolvoreada con una cucharada de vinagre balsámico
- 8 camarones pequeños y 3 cucharadas de salsa para coctel

EJERCICIO

AM

Veinte minutos de cardio de baja intensidad en ayunas y 15 minutos de entrenamiento de fuerza (ver ejemplos en el capítulo 11). No comas nada antes de tu sesión y por al menos 2 horas después de haberla terminado.

DÍA 3

DÍA DE AYUNO DE 500 CALORÍAS

Hoy debes consumir entre 6 y 10 tazas de agua no calórica. Esto es crucial. Exprime un limón en tu agua para ayudar a suprimir un poco más tu apetito. Durante este día solo realizarás dos comidas y una colación, así que asegúrate de espaciarlas apropiadamente a lo largo del día entero. Tu ingesta calórica será muy baja hoy, de modo que ajusta tu actividad física de acuerdo con esto. La meta es entrenar a tu cuerpo para movilizar la grasa acumulada que usará como energía.

COMIDA 1

Elige una de las siguientes opciones:

- 1½ tazas de sopa, ya sea de jitomate, pepino, pollo, calabacitas, frijoles, alubias, lentejas o pavo, junto con una ensalada de vegetales verdes con 1 cucharada de aderezo
- Smoothie de 340 g (200 calorías o menos)
- 1 huevo revuelto con 1 rebanada de tocino

COMIDA 2

Elige una de las siguientes opciones:

- Hamburguesa de pavo de 113 g sin pan
- 5 alitas o piernas pequeñas de pollo fritas
- 1 taza de chili con carne y frijoles

COLACIONES

Elige una de la siguiente lista; consúmela en cualquier momento del día (pero no dentro de la hora anterior o posterior a una comida). Esta es tu única colación del día, así que calcula bien tus horarios.

- 1 huevo cocido
- 10 aceitunas
- 1 lata de sardinas de 100 g
- 5 totopos con 2 cucharadas de guacamole o salsa
- 1 taco con hoja de lechuga relleno de ⅓ de taza de cerdo deshebrado

EJERCICIO

PM

Veinte minutos de entrenamiento de cardio de baja intensidad o una sesión de HIIT de 20 minutos. No comas nada al menos una hora después de haber terminado.

DÍA 4

DESAYUNO

Elige una de las siguientes opciones:

- 1 taza de avena, sémola o crema de trigo y 2 rebanadas de tocino
- 1 pimiento morrón relleno de queso y 1 huevo

COMIDA

Elige una de las siguientes opciones:

- *Bowl* de enchiladas (página 196)
- *Power bowl* de salmón y aguacate (página 199)

CENA

Elige una de las siguientes opciones:

- Pollo y pasta: 2 tazas de pasta de caracoles cocidas con pollo salteado, jitomates deshidratados, ajo, brócoli y parmesano
- Ensalada machacada de guacamole y pollo: 2 tazas de lechuga primavera, 85 g de pollo rostizado, jitomates, cebollas, aguacate y col rallada

COLACIONES

Elige dos de la siguiente lista; consúmelas en cualquier momento del día (pero no consecutivamente y no dentro de la hora anterior o posterior a una comida):

- 4 galletas de trigo integral y 2 porciones de queso libre de grasa
- 30 uvas
- 1 taza de fresas
- ⅓ de taza de chícharos de wasabi
- ½ pepino sin semillas relleno con una rebanada delgada de jamón de pavo sin grasa y mostaza o mayonesa libre de grasa

EJERCICIO

PM

Veinte minutos de cardio de baja intensidad. No comas nada por al menos una hora después de haber terminado tu sesión (en el capítulo 11 hay ejemplos de ejercicios).

DÍA 5

DÍA DE AYUNO DE 500 CALORÍAS

Hoy debes consumir entre 6 y 10 tazas de agua no calórica. Esto es crucial. Exprime un limón en tu agua para ayudar a suprimir un poco más tu apetito. Durante este día solo realizarás dos comidas y una colación, así que asegúrate de espaciarlas apropiadamente a lo largo del día entero. Tu ingesta calórica será muy baja hoy, por lo que debes ajustar tu actividad física de acuerdo con esto. La meta es entrenar a tu cuerpo para movilizar la grasa acumulada que usará como energía.

COMIDA 1

Elige una de las siguientes opciones:

- 1 huevo revuelto con 2 cucharadas de queso rallado
- Smoothie o licuado de proteína (200 calorías o menos)
- 1 hot cake hecho con harina integral de trigo o harina de almendra, leche de almendras y 1 rebanada de tocino

COMIDA 2

Elige una de las siguientes opciones:

- Hamburguesa de pavo de 113 g sin pan
- Espárragos envueltos en tocino: 2 rebanadas de tocino y 2 varas de espárragos

- 4 piezas del sushi de tu elección (rollos de aguacate, de pepino con aguacate, de tempura de camarón, de atún picante o California)

COLACIONES

Elige una de la siguiente lista; consúmela en cualquier momento del día (pero no dentro de la hora anterior o posterior a una comida). Esta es tu única colación del día, así que calcula bien tus horarios.

- 2 tacos con hoja de lechuga rellenos de cangrejo o surimi: mezcla 170 g de carne de cangrejo o surimi, 2 cucharadas de yogur griego, ¼ de taza de jitomate picado, ⅛ de taza de cilantro picado, sal y pimienta para sazonar (cómete uno y guarda el segundo para la colación de otro día)
- 10 *snacks* de algas marinas orgánicas
- 2 dátiles
- ¼ de aguacate untado en 5 galletas de trigo integral
- 2 tacos con hoja de lechuga rellenos de 170 g de pavo (cómete uno y guarda el segundo para la colación de otro día)

EJERCICIO

AM

Veinte minutos de cardio de baja intensidad en ayunas (en el capítulo 11 hay ejemplos de rutinas). No comas nada antes de tu sesión de ejercicio y por al menos 2 horas después de haberla terminado.

DÍA 6

DESAYUNO

Elige una de las siguientes opciones:

- Omelette con 2 huevos, verduras picadas y 28 g de queso
- 1 rebanada de pan de trigo integral tostado con aguacate

COMIDA

Elige una de las siguientes opciones:

- Ensalada César con tocino y aguacate (a una ensalada César normal agrégale 1 rebanada de tocino y aguacate)
- Ensalada César con camarón al ajillo (a una ensalada César normal agrégale de 3 a 5 camarones al ajillo)

CENA

Elige una de las siguientes opciones:

- 170 g de salmón salteado con champiñones cremini cocidos a fuego lento bañados en una salsa de crema de jitomate sobre la pasta de tu elección
- Ravioles de espinacas: 3 ravioles (máximo de 7.5 x 5 cm) rellenos de espinaca con queso y salsa marinara

COLACIONES

Elige dos de la siguiente lista; consúmelas en cualquier momento del día (pero no consecutivamente y no dentro de la hora anterior o posterior a una comida):

- 2 cucharadas de semillas de girasol
- 17 nueces pecanas
- ½ taza de queso cottage bajo en grasa mezclado con 1 cucharada de crema de cacahuate natural
- 130 g de jarabe de chocolate sin azúcar con 5 fresas rebanadas y un chorrito de crema batida (aproximadamente 1 cucharada)
- Ensalada de fresas: 1 taza de espinaca cruda con ½ taza de fresas rebanadas y 1 cucharada de vinagre balsámico

EJERCICIO

Día de descanso. Si de cualquier forma deseas ejercitarte, haz una sesión de 15 o 20 minutos de cardio de baja intensidad. Este será un ejercicio extra y te ayudará a lograr tus metas más rápido (en el capítulo 11 hay ejemplos de ejercicios).

DÍA 7

DESAYUNO

Elige una de las siguientes opciones:

- 3 salchichas (de entre 7 y 10 cm) y una taza de verduras asadas al sartén
- 2 huevos fritos con una rebanada de tocino y una porción de vegetales verdes

COMIDA

Elige una de las siguientes opciones:

- ½ taza de ensalada de atún en un sándwich, o sola, pero acompañada de una taza de sopa (sin papa ni crema)
- Hamburguesa con queso y tocino de 140 g (sin bollo) y una ensalada chica de vegetales verdes

CENA

Elige una de las siguientes opciones:

- Filete de res de 170 g con una porción de espinaca a la crema
- Filete de pescado de 170 g con espárragos

COLACIONES

Elige dos de la siguiente lista; consúmelas en cualquier momento del día (pero no consecutivamente y no dentro de la hora anterior o posterior a una comida):

- 55 g de salmón ahumado
- 6 ostiones frescos
- 5 totopos con ⅓ de taza de guacamole
- 1 tostada de arroz integral inflado, untado con 1 cucharada de crema de cacahuate
- 2 duraznos chicos

EJERCICIO

Día de descanso. Si de cualquier forma deseas ejercitarte, haz una sesión de 15 o 20 minutos de cardio de baja intensidad. Este será un ejercicio extra y te ayudará a lograr tus metas más rápido (en el capítulo 11 hay ejemplos de ejercicios).

5

SEMANA 3

CONVERSIÓN

Después de dos semanas de este nuevo régimen alimentario y de entrenamiento físico llegarás al umbral de una conversión total. Esta tercera semana es clave: tu cuerpo ha estado trabajando arduamente para adaptarse y ajustarse, y ahora está listo para encauzarse hacia un camino de flexibilidad metabólica y pérdida de peso mejoradas y sustentables. Ahora que has podido poner a prueba el método de ayuno 5:2, vamos a regresar al plan de alimentación de tiempo restringido que seguiste en la semana 1. Tu cuerpo necesita ser desafiado constantemente para quemar carbohidratos cuando estén disponibles como fuente de energía y para quemar grasas cuando los carbohidratos se agoten. Ahora que tu cuerpo ya se familiarizó con el concepto de ayuno, subiremos un nivel esta semana y haremos pequeños ajustes a tus ventanas de alimentación y de ayuno que harán que tu cuerpo sea aún más eficiente al quemar cualquier combustible disponible en todo momento.

LINEAMIENTOS

Estos son los lineamientos para esta semana. La parte más importante para tener éxito es seguir el método de alimentación de ayuno intermitente por tiempo restringido.

* **Horario de comidas.** Tendrás 8 horas para consumir todos tus alimentos y bebidas calóricas (ventana de alimentación). Las siguientes 16 horas serán tu ventana de ayuno. Durante tu ayuno puedes tomar las bebidas no calóricas que desees. Si quieres beber algo como café o té durante este periodo, asegúrate de que la cantidad de calorías no sumen más de 50 en total. El horario de tus ventanas dependerá por completo de ti y tu rutina, pero aquí hay un ejemplo de cómo se vería un día 16:8:

VENTANA DE ALIMENTACIÓN	VENTANA DE AYUNO
12:00 pm - 8:00 pm	8:00 pm - 12:00 pm

* **Agua.** Debes consumir una taza de agua antes de cada comida. Puedes beber más agua durante y después de estas, pero siempre una taza antes de tu primer bocado.
* **Frutas y verduras.** Pueden ser congeladas o frescas. Está permitido usar las enlatadas, pero estas deben ser tu última opción, porque contienen exceso de sal y otros conservadores. De ser posible, consume solo frutas y verduras que no tengan ingredientes adicionales. Si usas las de lata, asegúrate de que sean bajas en sodio (140 mg o menos por porción).

* **Alcohol.** Tienes permiso de beber alcohol esta semana, pero recuerda, estás tratando de perder peso y hacer que tu metabolismo sea más flexible. Demasiado alcohol dificultará que llegues a tus metas. Solo puedes beber alcohol bajo en carbohidratos. Puedes consumir una sola bebida alcohólica en los días 1, 2, 3, 4, 5, 6 y 7, ya sea una cerveza *light* o un coctel. La siguiente lista muestra las cantidades de las bebidas alcohólicas y los mezcladores permitidos.

TIPO DE ALCOHOL	PORCIÓN PERMITIDA
ginebra	45 ml
cerveza *light*	355 ml
vino tinto	148 ml
tequila	45 ml
vodka	45 ml
whisky	45 ml
vino blanco	148 ml
TIPO DE MEZCLA	**PORCIÓN PERMITIDA**
refresco *light*	½ taza
agua mineral	sin restricción
agua tónica sin azúcar	sin restricción

* **Refresco.** No tienes permitido refresco normal ni *light*. Esto es muy importante. Si sueles beberlo, por favor, trata de

eliminarlo de tu dieta. Si te es imposible, al menos reduce su consumo a la mitad. La única excepción es el refresco *light* mezclado en tu bebida alcohólica (véase la tabla de lineamientos de alcohol).

* **Azúcar.** No tienes permitido comer azúcar de caña, pero puedes usar endulzantes como estevia orgánica, fruto del monje orgánico, miel pura o sin procesar, o eritritol orgánico (ten cuidado de no consumir mucho eritritol porque te puede ocasionar diarrea).
* **Jarabe.** Tienes permitido usar jarabes libres de azúcar o sin azúcar añadida. Si encuentras jarabe orgánico, mejor.
* **Café.** Puedes tomar café durante tus periodos de ayuno, pero no le agregues calorías. Durante tu periodo de ayuno no puedes consumir más de 50 calorías en total; agregar crema o azúcar a tu café puede rebasar el límite. En tus días de cetosis, pon atención a lo que le añades a tu café, porque no puedes consumir más de 50 gramos de carbohidratos durante el día entero. Algunas preparaciones de café tienen tantos carbohidratos que podrías estar bebiendo tu consumo total permitido, e incluso más, en una sola taza.
* **Intercambio de comidas.** A veces el plan te presentará opciones de platillos que no te gusten o con ingredientes a los que no tienes acceso. Que no cunda el pánico. Puedes intercambiar comidas siempre y cuando sea entre alimentos de la misma categoría (desayuno, comida, cena, comida 1, comida 2) y en el mismo tipo de día (de consumo de carbohidratos, de 500 calorías o menos). Por ejemplo, si estás en un día de cetosis, puedes intercambiar una comida por la de otro día de cetosis, pero no por una opción de ingesta de carbohidratos. Si estás en un día de ayuno de 500 calorías o menos, entonces puedes intercambiarla por alguna opción de un día similar de esa o de otra semana, pero no por ninguna comida de un día normal.

* **Eliminación de ingredientes.** Si una comida incluye un ingrediente o alimento que no te gusta, al que eres alérgico o que simplemente no consigues, siéntete libre de eliminarlo y usa el resto de los ingredientes y alimentos.
* **Colaciones.** Por favor, trata de consumir únicamente las colaciones de la lista del plan diario o del capítulo 10. Si por alguna razón necesitas comer una que no está en la lista, asegúrate de que no tenga más de 150 calorías.
* **Ejercicio.** El ejercicio está proscrito en específico para complementar la ventana de ayuno, así como el plan de alimentación. Pon mucha atención a las instrucciones. Encontrarás ejemplos de ejercicios en el capítulo 11.

CONSEJO DE LA SEMANA

TRUCOS DEL AYUNO INTERMITENTE: AGUA, TÉ Y CAFÉ

NUMEROSOS ESTUDIOS Y DOCUMENTOS constatan los beneficios del ayuno intermitente. Alrededor del mundo, millones de personas han tenido éxito con este tipo de estrategia de alimentación. Para muchos, los ajustes requeridos para tener éxito implican un gran desafío, pero el esfuerzo puede dar grandes frutos. Aunque hay muchos trucos para realizar estos ajustes, lo más fácil de implementar son las bebidas. Tomar agua, té y café durante el ayuno puede ser de beneficio por tres razones importantes.

En primer lugar, estas bebidas tienen pocas o incluso cero calorías: el café negro tiene cinco o menos, el té no tiene más de dos y el agua tiene cero calorías. Durante el ayuno es importante que no consumas demasiadas calorías, porque eso te sacará del estado de cetosis y dejarás de utilizar la grasa como combustible.

En segundo lugar, estas bebidas detonan una señal de saciedad (sentirse lleno) en tu cerebro, lo cual disminuye tu hambre y tu impulso por comer. Una de las mayores metas de la pérdida de peso y el camino al éxito es tener la habilidad de comer menos calorías y sentirse satisfecho. En tercer lugar, la hidratación es clave. Nuestros cuerpos son 70% agua. A lo largo del día e incluso en la noche, perdemos agua de manera constante, ya sea en forma líquida o mediante el aire que exhalamos al respirar. Necesitamos remplazarla si queremos que nuestros cuerpos sigan funcionando de manera óptima. Esto es especialmente cierto durante el ayuno. Cuando no estás consumiendo calorías, al menos puedes mantenerte hidratado. Por eso, el agua, el té y el café sin ingredientes añadidos, como la crema o el azúcar, pueden ser tus mejores aliados en los días de ayuno.

DÍA 1: INGESTA DE CARBOHIDRATOS

DESAYUNO

Elige una de las siguientes opciones:

- 2 tazas de avena, sémola o crema de trigo, junto con 1 rebanada de tocino
- 2 tazas de cereal (sin azúcar) junto con leche y 1 pieza de fruta o ½ taza de moras

COMIDA

Elige una de las siguientes opciones:

- 1 taza de sopa, ya sea de frijol, fideos con pollo, jitomate, calabacitas, minestrone o de almejas, junto con una ensalada chica de vegetales verdes
- Sándwich de pavo, pollo o jamón, con lechuga, jitomate y queso en el pan de tu elección, junto con 1 cucharada de tu condimento favorito

CENA

Elige una de las siguientes opciones:

- 2 tazas de espagueti y 3 albóndigas de 7.5 cm en salsa marinara
- 1 pieza de 170 g de pollo con 2 porciones de vegetales de tu elección

COLACIONES

Elige dos de la siguiente lista; consúmelas en cualquier momento del día (pero no consecutivamente y no dentro de la hora anterior o posterior a una comida):

- Ensalada de garbanzo: ¼ de taza de garbanzo con 1 cucharada de cebollín picado, el jugo de un limón y ¼ de taza de jitomate picado
- 30 g de queso cheddar con 4 o 5 rábanos
- 25 cacahuates, tostados en aceite
- 3 cucharadas de frijol de soya
- 2 cucharadas de nieve

EJERCICIO

AM o PM

Una sesión de 20 minutos de HIIT (en el capítulo 11 hay ejemplos de este ejercicio). Consume al menos 20 g de proteína y 15 g de carbohidratos dentro de la hora posterior a haber terminado tu sesión.

DÍA 2: INGESTA DE CARBOHIDRATOS

DESAYUNO

Elige una de las siguientes opciones:

- 2 hot cakes (de no más de 15 cm de diámetro) con una rebanada de tocino de pavo o puerco
- 20 g de yogur griego cremoso junto con un muffin chico, ya sea de mora azul, elote, zanahoria, salvado o plátano

COMIDA

Elige una de las siguientes opciones:

- Ensalada grande de vegetales verdes: 3 tazas de hojas verdes con 85 g de pollo, jamón o pescado rebanado, si así lo deseas, y no más de 2 cucharadas de aderezo (opciones adicionales: 5 aceitunas, 8 jitomates cherry a la mitad, 2 cucharadas de nueces de tu preferencia, 8 rebanadas de pepino delgadas, 3 cucharadas de queso rallado o 4 fresas cortadas a la mitad)
- 2 rebanadas de pizza, ya sea de queso, pepperoni, vegetariana o de salchicha (cada rebanada de aproximadamente 12 x 15 cm de largo) junto con una ensalada chica de vegetales verdes

CENA

Elige una de las siguientes opciones:

- Ensalada de res: 170 g de rebanadas delgadas de filete de res sobre una cama de 2 tazas de arúgula, kale (berza) o espinaca; 1 jitomate saladet cortado en gajos; ½ pimiento morrón rebajado; ⅓ de taza de piña rebanada y 1 cucharada de jugo de limón fresco
- 1 taza de pasta, pollo o pescado, junto con verduras en una salsa, ya sea de limón y vino o de jitomate

COLACIONES

Elige dos de la siguiente lista; consúmelas en cualquier momento del día (pero no consecutivamente y no dentro de la hora anterior o posterior a una comida):

- Ensalada de kale (berza o col rizada) crujiente: 1 taza de hojas de kale picadas con 1 cucharadita de miel y 1 cucharada de vinagre balsámico
- Sándwich de pepino: ½ bísquet con 2 cucharadas de queso cottage y 3 rebanadas de pepino
- 10 mejillones cocidos

- 85 g de atún de lata en agua
- Crema de chocolate y cacahuate (14 g de chocolate amargo con 2 cucharaditas de crema de cacahuate orgánica)

EJERCICIO

AM

Veinte minutos de cardio de baja intensidad en ayunas (en el capítulo 11 verás ejemplos). Además de no comer nada antes de ejercitarte, tampoco lo hagas por al menos 2 horas después de haber terminado tu sesión.

PM

Veinte minutos de cardio de baja intensidad (en el capítulo 11 verás ejemplos). No comas nada por al menos una hora después de haber terminado.

DÍA 3

DESAYUNO

Elige una de las siguientes opciones:

- *Bowl* de burrito para desayunar (página 155)
- 2 muffins de huevo con tocino (página 153)

COMIDA

Elige una de las siguientes opciones:

- Ensalada de pollo con mayonesa: pollo, aguacate, pepino, mayonesa, cebolla y jitomate
- Ensalada Cobb: 2 tazas de ensalada primavera con rebanadas de 2 huevos cocidos, de camote tostado, de aguacate y de pepino, con jitomates cherry a la mitad y almendras tostadas

CENA

Elige una de las siguientes opciones:

- *Bowl* de camarón y cítricos: 2 tazas de espinaca *baby* o arúgula, camarones tostados sobre una cama de cítricos, cebolla morada, jitomates cherry a la mitad, rebanadas de aguacate y ½ taza de arroz integral cocido
- 3 chuletas de cordero con espinaca o espárragos a la crema

COLACIONES

Elige dos de la siguiente lista; consúmelas en cualquier momento del día (pero no consecutivamente y no dentro de la hora anterior o posterior a una comida):

- Frituras de aguacate (de las que compras en supermercados, una porción de 150 calorías)
- 2 esferas de hamburguesa (página 218)
- Helado keto (del que compras en supermercados, una porción de 150 calorías)
- Esfera de tocino y guacamole (página 211)

EJERCICIO

Día de descanso. Si de cualquier forma deseas ejercitarte, haz una sesión de 15 o 20 minutos de cardio de baja intensidad. Este será un ejercicio extra y te ayudará a lograr tus metas más rápido (en el capítulo 11 hay ejemplos de ejercicios).

DÍA 4

DESAYUNO

Elige una de las siguientes opciones:

- Bollitos de jamón, queso y huevo (página 156)
- 2 galletas hechas con harina de almendra y 3 cucharadas de *gravy* de chorizo

COMIDA

Elige una de las siguientes opciones:

- *Poke bowl* (página 206)
- 1 taza de pollo salteado y ½ taza de arroz integral

CENA

Elige una de las siguientes opciones:

- 170 g de robalo chileno barnizado con miso, salsa cremosa y calabacitas
- Filete al ajo y mantequilla con champiñones y ½ taza de arroz de coliflor

COLACIONES

Elige dos de la siguiente lista; consúmelas en cualquier momento del día (pero no consecutivamente y no dentro de la hora anterior o posterior a una comida):

- Sushi de pepino
- Esferas de masa para galletas (página 219)
- Galletas de chispas de chocolate bajas en carbohidratos (página 215)
- 1 huevo cocido

EJERCICIO

AM

Veinte minutos de cardio de baja intensidad en ayunas (en el capítulo 11 verás ejemplos). Además de no comer nada antes de ejercitarte, tampoco lo hagas por al menos 2 horas después de haber terminado.

PM

Sesión de 15 minutos de HIT (en el capítulo 11 verás ejemplos). No comas nada por al menos una hora después de haber terminado.

DÍA 5

DESAYUNO

Elige una de las siguientes opciones:

- Huevos revueltos en mantequilla sobre una cama de lechuga con ¼ de aguacate rebanado
- Pimiento morrón relleno con 85 g de queso y 1 huevo

COMIDA

Elige una de las siguientes opciones:

- 175 g de hamburguesa de res orgánica (sin pan), con rebanadas de jitomate y una ensalada chica de vegetales verdes (de arúgula, kale o espinaca)
- Ensalada de huevo: 2 huevos cocidos, ¼ de una vara de apio picada, 1 cucharadita de eneldo, ¼ de cebolla picada, ½ cucharadita de mostaza amarilla y 2 cucharadas de mayonesa

CENA

Elige una de las siguientes opciones:

- Pechuga de pollo con puré de coliflor y ejotes
- 1 costilla de puerco a la plancha o asada junto con 1 taza de brócoli cocido

COLACIONES

Elige dos de la siguiente lista; consúmelas en cualquier momento del día (pero no consecutivamente y no dentro de la hora anterior o posterior a una comida):

- Palitos de zanahoria y guacamole
- Bollitos de jamón, queso y huevo (página 156)
- Esfera de aguacate con tocino (página 213)
- ¾ de taza de coles de Bruselas tostadas y espolvoreadas con una pizca de sal y aceite de oliva extravirgen
- Pimiento morrón relleno de carne (página 220)

EJERCICIO

AM o PM

Veinte minutos de entrenamiento de fuerza (en el capítulo 11 hay ejemplos de este ejercicio). Consume al menos 20 g de proteína y 15 g de carbohidratos dentro de la primera hora posterior a haber terminado tu entrenamiento.

DÍA 6

DESAYUNO

Elige una de las siguientes opciones:

- 1 barco de aguacate y huevo (página 157)
- 2 hot cakes de 15 cm de diámetro, hechos con harina integral de trigo o de almendra y leche de almendra, con dos rebanadas de tocino

COMIDA

Elige una de las siguientes opciones:

- *Power bowl* de salmón y aguacate (página 199)
- Ensalada César con camarón al ajillo (agrega de 3 a 5 camarones al ajillo a una ensalada César normal)

CENA

Elige una de las siguientes opciones:

- 170 g de lubina (o cualquier otro pescado de tu preferencia) en salsa de alcaparras con limón y mantequilla, junto con espinaca o brócoli a la crema
- 170 g de arrachera (o cualquier otro corte de tu preferencia) marinado como te guste, junto con cebolla sofrita

COLACIONES

Elige dos de la siguiente lista; consúmelas en cualquier momento del día (pero no consecutivamente y no dentro de la hora anterior o posterior a una comida):

- Totopos keto (de los que compras en el supermercado, una porción de 100 calorías) y 2 cucharadas de guacamole
- Entre 8 y 10 frituras de calabacita
- 85 g de frituras de queso cheddar, de las que compras en el supermercado o hechas en casa: coloca rebanadas delgadas de queso cheddar sobre papel encerado y hornea a 190 °C hasta que queden crujientes
- ½ aguacate relleno con 85 g de atún o salmón
- Barra de chocolate keto (del que compras en el supermercado, una porción de 150 calorías)

EJERCICIO

AM

Veinte minutos de cardio de baja intensidad en ayunas (ver ejemplos en el capítulo 11). No comas nada antes de tu sesión y por al menos dos horas después de haberla terminado.

DÍA 7

DESAYUNO

Elige una de las siguientes opciones:

- 2 huevos revueltos en mantequilla, si lo deseas, también con queso, y dos rebanadas de tocino
- 225 g de yogur natural sin azúcar añadida, con 2 cucharadas de granola keto (comprada en el supermercado o hecha en casa)

COMIDA

Elige una de las siguientes opciones:

- *Bowl* de burrito de pollo (página 204)
- Hamburguesa de res orgánica (sin pan), con guacamole, jitomate y una ensalada de kale (berza)

CENA

Elige una de las siguientes opciones:

- 1 cola de langosta grande con salsa de mantequilla
- 170 g de pechuga de pollo en salsa cajún con coles de Bruselas

COLACIONES

Elige dos de la siguiente lista; consúmelas en cualquier momento del día (pero no consecutivamente y no dentro de la hora anterior o posterior a una comida):

- Res *biltong* (carne seca, comprada en el supermercado, una porción de 150 calorías)
- 10 g de queso cheddar añejo (comprado en el supermercado)
- Bollitos de jamón, queso y huevo (página 156)
- Brownies keto (de los que compras en el supermercado, una porción de 150 calorías)
- *Wrap* de lechuga romana relleno con 2 rebanadas de tocino, 2 rebanadas de jitomate y 1 cucharada de queso rallado

EJERCICIO

Día de descanso. Si de cualquier forma deseas ejercitarte, haz una sesión de 15 o 20 minutos de cardio de baja intensidad. Este será un ejercicio extra y te ayudará a lograr tus metas más rápido (en el capítulo 11 hay ejemplos de ejercicios).

6

SEMANA 4

RITMO

Ya completaste tres semanas del plan. Antes que nada, felicítate, pues esto es digno de celebrar. Además, a estas alturas ya deberías notar cambios sustanciales, ya sea en tu apariencia, en cómo te queda la ropa, en tus niveles de energía o en tu vitalidad. Ahora llevas un cierto ritmo, uno que querrás mantener para obtener resultados que te acerquen a tus metas.

Esta semana continuarás con la alimentación de tiempo restringido de la semana anterior. Nada cambiará, excepto que tendrás algunas opciones alimentarias diferentes. La intención de esta similitud de la cuarta semana con la tercera es que mantengas un ritmo. Lograr tal cadencia es sumamente benéfico: mientras más te familiarizas con los elementos de la **dieta Met Flex** más fácil será llevar el régimen. Algunas de las cosas que requirieron pensarse y planearse la semana anterior, ahora las realizarás casi en automático. Tu cuerpo estará más dispuesto a enfrentar el desafío de tu rutina de ejercicio porque ya lo hizo antes.

Esta semana tu mentalidad será clave. Estás por cruzar el punto medio, porque comienzas la segunda mitad de tu viaje de seis semanas. Enfócate con mayor precisión. Fortalece tu fe. Ejecuta el plan con la confianza, la determinación y el vigor que ampliarán tus resultados y te acercarán a tus metas.

LINEAMIENTOS

Estos son tus lineamientos para esta semana. Lo más importante para tener éxito es seguir el método de alimentación de ayuno intermitente por tiempo restringido.

* **Horario de comidas.** Tendrás 8 horas para consumir todos tus alimentos y bebidas calóricas (ventana de alimentación). Las siguientes 16 horas serán tu ventana de ayuno. Durante tu ayuno puedes tomar las bebidas no calóricas que desees. Si quieres beber algo como café o té durante este periodo, asegúrate de que la cantidad de calorías no sumen más de 50 en total. El horario de tus ventanas dependerá por completo de ti y tu rutina, pero aquí hay un ejemplo de cómo se vería un día 16:8:

VENTANA DE ALIMENTACIÓN	VENTANA DE AYUNO
12:00 pm – 8:00 pm	8:00 pm – 12:00 pm

* **Agua.** Debes consumir una taza de agua antes de cada comida. Puedes beber más agua durante y después de estas, pero siempre una taza antes de tu primer bocado.

* **Frutas y verduras.** Pueden ser congeladas o frescas. Se permite usar las enlatadas, pero estas deben ser tu última opción, porque contienen exceso de sal y otros conservadores. De ser posible, consume solo frutas y verduras que no tengan ingredientes adicionales. Si usas las de lata, asegúrate de que sean bajas en sodio (140 mg o menos por porción).
* **Alcohol.** Tienes permiso de beber alcohol esta semana, pero recuerda que estás tratando de perder peso y hacer que tu metabolismo sea más flexible. Demasiado alcohol dificultará que alcances tus metas. Solo puedes beber alcohol bajo en carbohidratos. Puedes consumir una sola bebida alcohólica en los días 1, 2, 3, 4, 5, 6 y 7, ya sea una cerveza *light* o un coctel. La siguiente lista muestra las cantidades de las bebidas alcohólicas y los mezcladores permitidos.

TIPO DE ALCOHOL	PORCIÓN PERMITIDA
ginebra	45 ml
cerveza *light*	355 ml
vino tinto	148 ml
tequila	45 ml
vodka	45 ml
whisky	45 ml
vino blanco	148 ml

TIPO DE MEZCLA	PORCIÓN PERMITIDA
refresco *light*	½ taza
agua mineral	sin restricción
agua tónica sin azúcar	sin restricción

* **Refresco.** No tienes permitido refresco normal ni *light*. Esto es muy importante. Si sueles beberlo, por favor, trata de eliminarlo de tu dieta. Si te es imposible, al menos reduce su consumo a la mitad. La única excepción es el refresco *light* mezclado en tu bebida alcohólica (véase la tabla de lineamientos de alcohol).

* **Azúcar.** No tienes permitido comer azúcar de caña, pero puedes usar endulzantes como estevia orgánica, fruto del monje orgánico, miel pura o sin procesar o eritritol orgánico (ten cuidado de no consumir mucho eritritol porque te puede ocasionar diarrea).

* **Jarabe.** Tienes permitido usar jarabes libres de azúcar o sin azúcar añadida. Si encuentras jarabe orgánico, mejor.

* **Café.** Puedes tomar café durante tus ventanas de ayuno, pero no le agregues calorías. Durante estas no puedes consumir más de 50 calorías en total; agregar crema o azúcar a tu café puede rebasar el límite. En tus días de cetosis, pon atención a lo que le añades a tu café, porque no puedes consumir más de 50 gramos de carbohidratos durante el día entero. Algunas preparaciones de café tienen tantos carbohidratos que podrías estar bebiendo tu consumo total permitido, e incluso más, en una sola taza.

* **Intercambio de comidas.** A veces el plan te presentará opciones de platillos que no te gusten o con ingredientes a

los que no tienes acceso. Que no cunda el pánico. Puedes intercambiar comidas siempre y cuando sea con otro alimento de la misma categoría (desayuno, comida, cena, comida 1, comida 2) y en el mismo tipo de día (de consumo de carbohidratos, de 500 calorías o menos). Por ejemplo, si estás en un día de cetosis, puedes intercambiar una comida por la de otro día de cetosis, pero no por una opción de ingesta de carbohidratos. Si estás en un día de ayuno de 500 calorías o menos, el intercambio de un platillo debe ser por otro de un día similar de esa o de otra semana, pero no por el de un día normal.

* **Eliminación de ingredientes.** Si una comida incluye un ingrediente o alimento que no te gusta, al que eres alérgico o que simplemente no lo consigues, siéntete libre de eliminarlo y usa el resto de los ingredientes y alimentos.

* **Colaciones.** Por favor, trata de consumir únicamente las colaciones de la lista del plan diario o del capítulo 10. Si por alguna razón necesitas comer una que no está en la lista, asegúrate de que no tenga más de 150 calorías.

* **Ejercicio.** El ejercicio está proscrito en específico para complementar el método de ayuno, así como el plan de alimentación. Pon mucha atención a las instrucciones. Encontrarás ejemplos de ejercicios en el capítulo 11.

CONSEJO DE LA SEMANA

COME ANTES DE COMER

Sin importar la estrategia de alimentación o de dieta que decidas emplear para perder peso, debes ser consciente del simple hecho psicológico de que ganas peso cuando consumes más calorías de las que quemas. Otros factores como el ejercicio o el horario de tus comidas ciertamente favorecerán la pérdida de peso, pero ahorrarte calorías siempre que puedas en definitiva te favorecerá.

Un gran truco dietético para evitar comer de más en tus comidas es «comer antes de comer», literalmente. Hay un estudio muy interesante de la Universidad Estatal de Pensilvania que examinó el impacto de comer sopa antes de una comida en el número de calorías que los participantes consumieron durante la comida subsecuente.[1] Antes de comer su platillo, a un grupo del estudio se le permitió tomarse 12 minutos previos para ingerir un plato de sopa. Al otro grupo no se le dio ningún alimento antes de la comida; en cambio, se les ofreció una revista y la instrucción de leerla en silencio por los mismos 12 minutos. Una vez que terminó este lapso, los sujetos tuvieron tres minutos para medir su hambre y saciedad (sensación de sentirse satisfechos). Luego, a ambos grupos se les permitió consumir la comida y las bebidas que quisieran. No fue sorpresa que los investigadores descubrieran que el grupo que comió sopa antes no solo reportó que su hambre era menor previo a la comida, sino que también ingirieron menos alimentos. ¡Guarda este truco entre tus herramientas y no temas utilizarlo!

DÍA 1: INGESTA DE CARBOHIDRATOS

DESAYUNO

Elige una de las siguientes opciones:

- 2 hot cakes con 2 rebanadas de tocino (de res o puerco) y ½ taza de fruta
- 2 huevos revueltos con queso y verduras picadas

COMIDA

Elige una de las siguientes opciones:

- 2 rebanadas de pizza (cada una de aproximadamente 12 x 15 cm de largo) junto con una ensalada chica de vegetales verdes
- 1½ taza de sopa, ya sea de jitomate, de cebolla, de champiñones, de tallarines con pollo, de frijol o minestrone

CENA

Elige una de las siguientes opciones:

- Pastel de pollo o pavo
- Lasaña (con o sin carne, de 5 x 10 x 7.5 cm) con una ensalada chica de vegetales verdes

COLACIONES

Elige dos de la siguiente lista; consúmelas en cualquier momento del día (pero no consecutivamente y no dentro de la hora anterior o posterior a una comida):

- 3 rebanadas de piña en jugo natural
- 2 tazas de sandía picada
- 4 o 5 palitos de apio con 30 g de queso crema
- 1 taza de floretes de brócoli con 2 cucharadas de hummus
- 9 o 10 almendras cubiertas con chocolate

EJERCICIO

AM o PM

Veinte minutos de entrenamiento de fuerza o una sesión de 20 minutos de HIIT (ver ejemplos en el capítulo 11). Consume al menos 20 g de proteína y 15 g de carbohidratos dentro de la hora después de haber terminado tu sesión de ejercicio.

DÍA 2: INGESTA DE CARBOHIDRATOS

DESAYUNO

Elige una de las siguientes opciones:

- 1 waffle de aproximadamente 15 cm de diámetro con 2 rebanadas de tocino y ½ taza de moras
- Omelette de 2 huevos con verduras picadas y 28 g de queso

COMIDA

Elige una de las siguientes opciones:

- Sándwich de queso a la parrilla con papas a la francesa
- Ensalada grande con 3 tazas de hojas verdes de tu elección y 2 o 3 cucharadas de tu aderezo favorito (opciones para agregar: champiñones, betabel, pepino, arroz, semillas de girasol y albahaca)

CENA

Elige una de las siguientes opciones:

- Chuleta de puerco (asada en el sartén o a la parrilla) con zanahorias barnizadas con miel
- 2 tazas de pasta con verduras y la proteína de tu elección (pollo, camarón o mariscos)

COLACIONES

Elige dos de la siguiente lista; consúmelas en cualquier momento del día (pero no consecutivamente y no dentro de la hora anterior o posterior a una comida):

- ½ taza de pepitas de calabaza tostadas (con cáscara)
- ½ taza de pistaches (con cáscara)
- ½ taza de queso cottage sin sal y 1 cucharada de crema de almendra
- 9 o 10 aceitunas
- ½ taza de cereal con pasas (sin leche)

EJERCICIO

AM

Veinte minutos de cardio de baja intensidad en ayunas (en el capítulo 11 verás ejemplos). Además de no comer nada antes de ejercitarte, tampoco lo hagas por al menos 2 horas después de haber terminado.

PM

Veinte minutos de cardio de baja intensidad (ver ejemplos en el capítulo 11). No comas nada por al menos una hora después de haber terminado.

DÍA 3

DESAYUNO

Elige una de las siguientes opciones:

- 225 g de yogur natural con moras azules o fresas y granola keto
- Omelette de 2 huevos con champiñones y una rebanada de tocino

COMIDA

Elige una de las siguientes opciones:

- *Bowl* de burrito para desayunar (página 155)
- *Bowl* de res: combina 170 g de filete de res rebanado en un tazón con cubitos de aguacate, salsa, arroz de coliflor, jitomates cherry y queso rallado

CENA

Elige una de las siguientes opciones:

- 3 o 4 tortitas de cangrejo o surimi de entre 7.5 y 10 cm de diámetro con aderezo de mostaza miel y champiñones sofritos
- Ensalada César con 170 g de trocitos de pechuga de pollo sin piel, 1 rebanada de tocino picado, 2 tazas de lechuga romana y 2 cucharadas de aderezo César o tu aderezo favorito

COLACIONES

Elige dos de la siguiente lista; consúmelas en cualquier momento del día (pero no consecutivamente y no dentro de la hora anterior o posterior a una comida):

- 1 bolsita de 28 g de frituras de kale (de las que compras en el supermercado)
- Cup cakes keto de crema de almendra (de los que compras en el supermercado, una porción de 150 calorías)
- Esfera de masa para galletas (página 219)
- 1½ tazas de palomitas de maíz
- Frituras de aguacate (página 216)

EJERCICIO

Día de descanso. Si de cualquier forma deseas ejercitarte, haz una sesión de 15 o 20 minutos de cardio de baja intensidad. Este será un ejercicio extra y te ayudará a lograr tus metas más rápido (en el capítulo 11 hay ejemplos de ejercicios).

DÍA 4

DESAYUNO

Elige una de las siguientes opciones:
- Pimiento morrón relleno de 1 huevo revuelto con queso
- Smoothie de 340 g (ver recetas del capítulo 9)

COMIDA

Elige una de las siguientes opciones:
- *Power bowl* de Buda (página 197)
- Ensalada de taco: 110 g de carne molida cocida con 1 cucharada de condimento para tacos sobre una cama compuesta por 2 tazas de hojas verdes, ⅓ de taza de queso rallado, ¼ de aguacate, ¼ de taza de pimiento morrón picado y 3 cucharadas de crema agria

CENA

Elige una de las siguientes opciones:
- ¼ de costillas *baby* de lomo de cerdo con espárragos a la plancha y salsa teriyaki o de soya
- Puntas de res a la salsa cazadora con arroz de coliflor (página 194)

COLACIONES

Elige dos de la siguiente lista; consúmelas en cualquier momento del día (pero no consecutivamente y no dentro de la hora anterior o posterior a una comida):
- Esfera de aguacate con tocino (página 213)
- Totopos de tortilla keto (de los que compras en el supermercado, una porción de 100 calorías) y 2 cucharadas de guacamole
- 1 bolsita de 28 g de frituras de kale (de las que compras en el supermercado)
- ¼ de pepitas de calabaza tostadas con canela: en un tazón pequeño, mezcla 28 g de pepitas de calabaza, 1 cucharada de aceite de oliva extravirgen y ½ cucharadita de canela; colócalas sobre papel encerado y hornéalas a 160 °C por 35 minutos

EJERCICIO

AM

Veinte minutos de cardio de baja intensidad en ayunas (en el capítulo 11 verás ejemplos). Además de no comer nada antes de ejercitarte, tampoco lo hagas por al menos 2 horas después de haber terminado.

PM

Sesión de 15 minutos de cardio de baja intensidad. No comas nada por al menos una hora después de haber terminado (en el capítulo 11 verás ejemplos de este ejercicio).

DÍA 5

DESAYUNO

Elige una de las siguientes opciones:
- 3 salchichas (de entre 7 y 10 cm) y una taza de verduras asadas al sartén
- Muffin de moras azules tipo keto (de menos de 6 g de carbohidratos) y 170 g de yogur natural entero

COMIDA

Elige una de las siguientes opciones:
- *Bowl* de albóndigas (página 201)
- Ensalada de atún con jitomate, aguacate y nueces de Castilla

CENA

Elige una de las siguientes opciones:
- 170 g de tu corte preferido con espinaca a la crema, espárragos a la plancha o brócoli
- 170 g de pescado (a la plancha o asado en el sartén) con espinaca a la crema, espárragos a la plancha o brócoli

COLACIONES

Elige dos de la siguiente lista; consúmelas en cualquier momento del día (pero no consecutivamente y no dentro de la hora anterior o posterior a una comida):

- 3 chabacanos rellenos de queso roquefort: corta los chabacanos a la mitad y quítales el hueso; en un tazón pequeño, mezcla ⅓ de taza de queso roquefort, ⅛ de cucharadita de sal y 2 cucharadas de aceite de oliva extravirgen, luego colócalos sobre papel encerado y hornéalos a 190 °C durante 2 o 3 minutos
- Carne seca de res sin azúcar añadida (la consigues en el supermercado, una porción de 150 calorías)
- Galletas de crema de cacahuate keto (de la que compras en el supermercado, una porción de 150 calorías)
- 10 *snacks* de algas marinas orgánicas

EJERCICIO

AM o PM

Sesión de 20 minutos de HIIT (ver ejemplos en el capítulo 11). Consume al menos 20 g de proteína y 15 g de carbohidratos dentro de la hora después de haber terminado tu sesión de ejercicio.

DÍA 6

DESAYUNO

Elige una de las siguientes opciones:

- *Bowl* de desayuno de aguacate: ½ aguacate, 1 taza de lechuga picada, 1 betabel chico pelado y rallado, 1 zanahoria chica pelada y rallada, 1 taza de pepino picado, jugo de medio limón recién exprimido, sal de mar y pimienta al gusto, 1 cucharada de tahini
- Smoothie de 340 g (ver recetas en el capítulo 9)

COMIDA

Elige una de las siguientes opciones:

- Rollo desparramado de huevo (página 198)
- Hamburguesa de res de 140 g (sin pan) con jitomate, queso y lechuga

CENA

Elige una de las siguientes opciones:

- Pechuga de pollo salteada con puré de coliflor y ejotes
- Pollo sofrito, brócoli, champiñones y pimiento morrón (opcional: salsa satay o de cacahuate)

COLACIONES

Elige dos de la siguiente lista; consúmelas en cualquier momento del día (pero no consecutivamente y no dentro de la hora anterior o posterior a una comida):

- Barra de proteína keto (de las que compras en el supermercado, porción de 150 calorías)
- Totopos de tortilla keto (de los que compras en el supermercado, porción de 150 calorías)
- Bocadillos de salmón con pepino: unta queso crema a 5 rebanadas de pepino, luego coloca un pedacito de salmón ahumado, pimienta, sal y cebollín
- 1 huevo cocido
- ¾ de taza de coles de Bruselas rostizadas

EJERCICIO

AM

Veinte minutos de cardio de baja intensidad en ayunas (en el capítulo 11 verás ejemplos). Además de no comer nada antes de ejercitarte, tampoco lo hagas por al menos 2 horas después de haber terminado.

DÍA 7

DESAYUNO

Elige una de las siguientes opciones:

- Quiche sin corteza hecho con queso Pepper Jack, tocino, calabacita y pimiento morrón verde (página 149)
- Jamón, huevo y queso (sin acompañar con pan)

COMIDA

Elige una de las siguientes opciones:

- *Poke bowl* (página 206)
- Hamburguesa de 150 g de pollo o pavo (sin pan) con lechuga, jitomate y queso y ½ taza de sopa (que no sea cremosa, ni de papa o frijol)

CENA

Elige una de las siguientes opciones:

- Tallarines de calabacita con camarón en salsa cremosa de parmesano al ajillo (página 183)
- 3 chuletas de cordero con coles de Bruselas o ejotes

COLACIONES

Elige dos de la siguiente lista; consúmelas en cualquier momento del día (pero no consecutivamente y no dentro de la hora anterior o posterior a una comida):

- 10 frituras de queso (de las que compras en el supermercado o hechas en casa, una porción de 150 calorías)
- Brownies keto (de los que compras en el supermercado, una porción de 150 calorías)
- 2 tazas de palomitas de maíz keto
- Galletas de harina de almendra sabor queso cheddar (de las que compras en el supermercado, una porción de 150 calorías)
- Galletas de crema de cacahuate keto (de las que compras en el supermercado, una porción de 150 calorías)

EJERCICIO

Día de descanso. Si de cualquier forma deseas ejercitarte, haz una sesión de 15 o 20 minutos de cardio de baja intensidad. Este será un ejercicio extra y te ayudará a lograr tus metas más rápido (en el capítulo 11 hay ejemplos de ejercicios).

7

SEMANA 5

CUESTA ARRIBA

La línea de meta está cerca. La semana 5 es una gran oportunidad para echar un vistazo a las últimas cuatro semanas y reflexionar acerca de todas las dificultades y logros por los que has pasado; ambos son igualmente importantes, pues te enseñan diferentes lecciones que te serán útiles durante el resto del trayecto. Ya no eres un novato, y si alguna vez dudaste de ti, el hecho de que estés leyendo esta frase quiere decir que has podido enfrentar el desafío y ahora es momento de ir cuesta arriba.

Esta semana será similar a la semana 2 en el sentido de que seguirás el método 5:2. Ya lo has hecho antes, así que esta semana no habrá ninguna sorpresa. Los próximos 14 días son clave para lograr tus mejores resultados. No es el momento para pausar o retroceder. Aprovecha el impulso que has construido, pues este te dará el último empujón que necesitas para llegar a la meta.

LINEAMIENTOS

Estos son tus lineamientos para esta semana. Vas a seguir el método 5:2 de ayuno intermitente, así que tenlo presente y prepárate para los días de ayuno. Los días de bajo consumo de calorías están distribuidos de tal forma que no batalles con días consecutivos de ayuno.

* **Horario de alimentación.** Tendrás 5 días de alimentación relativamente normal y dos días de alimentación con pocas calorías (ayuno). No intercambies los días en el programa, puesto que hay una buena razón para que tengan ese orden específico. En tus días de ayuno, te exhorto a no comer deprisa; más bien, tómate tu tiempo para sentarte a hacerlo y saborear tus alimentos en un ambiente relajado.
* **Agua.** Debes consumir una taza de agua antes de cada comida. Puedes beber más agua durante y después de la comida, pero siempre una taza antes de tu primer bocado.
* **Frutas y verduras.** Pueden ser congeladas o frescas. Es posible usar las enlatadas, pero estas deben ser tu última opción, porque contienen exceso de sal y otros conservadores. De ser posible, consume solo frutas y verduras que no tengan ingredientes adicionales. Si usas las de lata, asegúrate de que sean bajas en sodio (140 mg o menos por porción).
* **Alcohol.** Tienes permiso de beber alcohol esta semana, pero recuerda, estás tratando de perder peso y hacer que tu metabolismo sea más flexible. Demasiado alcohol dificultará que llegues a tus metas. Solo puedes beber alcohol bajo en carbohidratos. Puedes consumir una sola bebida alcohólica en los días 1, 2, 4, 6 y 7, ya sea una cerveza *light* o una bebida mezclada. La siguiente lista muestra las cantidades de las bebidas alcohólicas y los mezcladores permitidos.

TIPO DE ALCOHOL	PORCIÓN PERMITIDA
ginebra	45 ml
cerveza *light*	355 ml
vino tinto	148 ml
tequila	45 ml
vodka	45 ml
whisky	45 ml
vino blanco	148 ml

TIPO DE MEZCLA	PORCIÓN PERMITIDA
refresco *light*	½ taza
agua mineral	sin restricción
agua tónica sin azúcar	sin restricción

* **Refresco.** No tienes permitido refresco normal ni *light*. Esto es muy importante. Si sueles beberlo, por favor, trata de eliminarlo de tu dieta. Si te es imposible, al menos reduce su consumo a la mitad. La única excepción es el refresco *light* mezclado en tu bebida alcohólica (véase la tabla de lineamientos de alcohol).

* **Azúcar.** No tienes permitido comer azúcar de caña, pero puedes usar endulzantes como estevia orgánica, fruto del monje orgánico, miel pura o sin procesar, jarabe de yacón (yuca) o eritritol orgánico (ten cuidado de no consumir mucho eritritol porque te puede ocasionar diarrea).

* **Jarabe.** Tienes permitido usar jarabes libres de azúcar o sin azúcar añadida. Si encuentras jarabe orgánico, mejor.
* **Café.** Puedes tomar café durante tus periodos de ayuno, pero no le agregues calorías. Durante tu ventana de ayuno no puedes consumir más de 50 calorías en total; agregar crema o azúcar a tu café puede rebasar el límite. En tus días de cetosis, pon atención a lo que le añades a tu café, porque no puedes consumir más de 50 gramos de carbohidratos durante el día entero. Algunas preparaciones de café tienen tantos carbohidratos que podrías estar bebiendo tu consumo total permitido, e incluso más, en una sola taza.
* **Intercambio de comidas.** A veces el plan te presentará opciones de platillos que no te gusten o con ingredientes a los que no tienes acceso. Que no cunda el pánico. Puedes intercambiar comidas siempre y cuando sea entre alimentos de la misma categoría (desayuno, comida, cena, comida 1, comida 2) y en el mismo tipo de día (de consumo de carbohidratos, de 500 calorías o menos). Por ejemplo, si estás en un día de cetosis, entonces puedes intercambiar una opción por la de otro día de cetosis, pero no por la de un día de ingesta de carbohidratos. Si estás en un día de ayuno de 500 o menos calorías, entonces puedes intercambiar una opción por la de un día similar de esa semana u otra, pero no por ninguna comida de un día normal.
* **Eliminación de ingredientes.** Si una comida incluye un ingrediente o alimento que no te gusta, al que eres alérgico o que simplemente no lo consigues, siéntete libre de eliminarlo y solo usa el resto de los ingredientes y alimentos.
* **Colaciones.** Por favor, trata de consumir únicamente las colaciones de la lista del plan diario o del capítulo 10. Si por alguna razón necesitas comer una que no está en la lista, asegúrate de que no tenga más de 150 calorías. En los dos

días de ayuno, podrás consumir una colación de la lista respectiva, así que elige sabiamente, pues esto puede ser crucial para ayudarte a aprovechar tus calorías a lo largo del día de la mejor manera posible.

* **Ejercicio.** El ejercicio está proscrito en específico para complementar el método de ayuno, así como el plan de alimentación. Pon mucha atención a las instrucciones. Encontrarás ejemplos de los ejercicios en el capítulo 11.

CONSEJO DE LA SEMANA

DEJA DE ESTRESARTE Y HABRÁ MENOS DESASTRE

EL ESTRÉS ES MÁS QUE UN CONCEPTO ABSTRACTO. Es un fenómeno específico con implicaciones concretas para tu bienestar mental y físico. La literatura científica está repleta de estudios que han demostrado el impacto del estrés en el aumento y la pérdida de peso. Puede tener un efecto fisiológico en casi todas las zonas del cuerpo, lo cual perjudica varias funciones e incluso procesos celulares. Aunque sigas una dieta y un plan de entrenamiento físico, los cambios relacionados con el estrés pueden hacerte experimentar varios factores que provoquen el aumento de peso, por ejemplo, que se te antojen alimentos poco sanos y altos en calorías, que disminuya tu motivación para estar activo en cuanto a lo físico, que tu apetito aumente y que duermas mal. Puedes intentar algunas estrategias para procurar reducir tu estrés: meditar, escuchar música, leer un libro, practicar *mindfulness*, mejorar tus estrategias de gestión de tiempo, involucrarte en pasatiempos y practicar técnicas de respiración y relajación.

Dormir más, pasar más tiempo en cosas que te gusten y evitar el consumo excesivo de cafeína son coadyuvantes en el alivio de la ansiedad y del estrés y pueden darle a tu cuerpo la oportunidad para asentarse y recalibrarse.

DÍA 1: INGESTA DE CARBOHIDRATOS

DESAYUNO

Elige una de las siguientes opciones:

- 1 taza de avena, sémola o crema de trigo y 1 pieza de fruta
- Smoothie de desayuno o licuado de proteína (300 calorías o menos)

COMIDA

Elige una de las siguientes opciones:

- Espagueti con albóndigas (2 tazas de pasta cocida y 2 albóndigas) en salsa de jitomate
- Ensalada grande con 3 tazas de hojas verdes de tu elección y 2 o 3 cucharadas de aderezo de tu preferencia (puedes agregar: champiñones, betabel, pepino, arroz, semillas de girasol y albahaca)

CENA

Elige una de las siguientes opciones:

- Plato vegetariano: 4 porciones de verduras cocidas o crudas (1 porción abarca más o menos media taza) y 1 taza de arroz
- Pechuga de pollo asada con puré de papa y chícharos (u otra verdura de tu elección)

COLACIONES

Elige dos de la siguiente lista; consúmelas en cualquier momento del día (pero no consecutivamente y no dentro de la hora anterior o posterior a una comida):

- 5 fresas sumergidas en yogur congelado (sumerge las fresas en el yogur y luego congélalas)
- 1 toronja mediana espolvoreada con ½ cucharadita de azúcar y asada si así lo deseas
- ⅔ de taza de chícharos con 3 cucharadas de hummus
- Budín de chocolate chico (130 g)
- 1 taza de jitomates cherry y 6 galletas botaneras de trigo integral

EJERCICIO

AM

Veinte minutos de cardio de baja intensidad en ayunas (en el capítulo 11 verás ejemplos). No comas nada al menos 2 horas después de haber terminado tu sesión de ejercicio.

DÍA 2: INGESTA DE CARBOHIDRATOS

DESAYUNO

Elige una de las siguientes opciones:

- 1½ tazas de cereal frío (sin azúcar) con leche y una pieza de fruta
- 1 waffle de 20 cm (o 2 waffles de 10 cm) con 2 rebanadas de tocino (de cerdo o pavo) o 2 salchichas de 7.5 cm de largo o 1 hamburguesa de carne molida de cerdo de 7.5 cm de diámetro (opciones adicionales: mantequilla y miel)

COMIDA

Elige una de las siguientes opciones:

- 1 hamburguesa de 150 g (con el bollo), con queso y papas a la francesa
- 2 rebanadas de pizza de queso, pepperoni o vegetariana (12 cm de ancho x 15 cm de largo cada una)

CENA

Elige una de las siguientes opciones:

- Muslos de pollo sazonados con masala acompañados de espinaca a la mantequilla y ajo (página 168)
- 2 tazas de pasta de trigo integral, 85 g de pollo en trozos, con jitomate y brócoli

COLACIONES

Elige dos de la siguiente lista; consúmelas en cualquier momento del día (pero no consecutivamente y no dentro de la hora anterior o posterior a una comida):

- 7 galletas saladas
- Frijoles negros condimentados: ¼ de taza de frijoles negros con 1 cucharada de salsa y 1 cucharada de yogur griego libre de grasa
- 110 g de pechuga de pollo envuelta en lechuga y aderezada con mostaza Dijon (de pepinillos y eneldo)
- Pita de pavo: 2 rebanadas de pechuga de pavo deli, rebanadas de jitomate y pepino, lechuga, envueltos en pan pita integral
- 1½ tazas de arroz inflado

EJERCICIO

AM

Veinte minutos de cardio de baja intensidad en ayunas y 15 minutos de entrenamiento de fuerza (ver ejemplos en el capítulo 11). No comas nada antes de tu sesión y por al menos dos horas después de haberla terminado.

DÍA 3

DÍA DE AYUNO DE 500 CALORÍAS

Hoy debes consumir entre 6 y 10 tazas de agua no calórica. Esto es crucial. Exprime un limón en tu agua para ayudar a suprimir un poco más tu apetito. Durante este día solo realizarás dos comidas y una colación, así que asegúrate de espaciarlas apropiadamente a lo largo del día entero. Tu ingesta calórica será muy baja hoy, así que ajusta tu actividad física de acuerdo con esto. La meta es entrenar a tu cuerpo para movilizar la grasa acumulada que usará como energía.

COMIDA 1

Elige una de las siguientes opciones:

- 1 hot cake keto (página 151) y 1 rebanada de tocino
- 1 huevo revuelto con queso y 1 rebanada de tocino
- 225 g de yogur natural entero con fresas y 1 cucharada de granola

COMIDA 2

Elige una de las siguientes opciones:

- *Bowl* de hamburguesa bajo en carbohidratos (página 203)
- 1 taza de sopa, ya sea de fideos con pollo, minestrone, jitomate, brócoli con cheddar, crema de champiñones, crema de espárragos, coliflor tostada, o de cebolla a la francesa (que no contenga más de 12 g de carbohidratos) y una ensalada chica de vegetales verdes
- 1 taza de chili

COLACIONES

Elige una de la siguiente lista; consúmela en cualquier momento del día (pero no dentro de la hora anterior o posterior a una comida). Esta es tu única colación del día, así que calcula bien tus horarios.

- Esferas de hamburguesa (página 218)

- Helado keto (del que compras en el supermercado, una porción de 150 calorías y de 3 g de carbohidratos o menos)
- 85 g de frituras de queso cheddar (de las que compras en el supermercado o hechas en casa)
- ½ aguacate relleno de 85 g de atún o salmón
- 2 barras de 11 g cada una de queso cheddar añejo (comprado en el supermercado)

EJERCICIO

PM

Veinte minutos de entrenamiento de cardio de baja intensidad. No comas nada al menos una hora después de haber terminado la sesión (ver ejemplos en el capítulo 11).

DÍA 4

DESAYUNO

Elige una de las siguientes opciones:

- 1 rebanada de frittata de huevo
- *Bowl* de burrito para desayunar (página 155)

COMIDA

Elige una de las siguientes opciones:

- *Bowl* de filete de res con queso Filadelfia (página 208)
- 8 o 10 alitas o 2 piernas chicas de pollo

CENA

Elige una de las siguientes opciones:

- Lomo de cerdo empanizado con almendra y chicharrones con puré de coliflor al chipotle (página 160)
- 170 g de pescado a la plancha o asado en el sartén, con 1 taza de ejotes cocidos y ½ taza de arroz de coliflor

COLACIONES

Elige dos de la siguiente lista; consúmelas en cualquier momento del día (pero no consecutivamente y no dentro de la hora anterior o posterior a una comida):

- 25 cacahuates tostados en aceite
- 21 almendras crudas
- Taco de lechuga con tocino y jitomate: 2 rebanadas de tocino, 2 rebanadas de jitomate y 1 cucharada de queso rallado dentro de una hoja grande de lechuga romana
- 1 pepinillo encurtido envuelto en pavo o jamón
- Frituras de aguacate (de las que compras en el supermercado, una porción de 150 calorías)

EJERCICIO

AM o PM

Veinte minutos de entrenamiento de fuerza o 20 minutos de HIIT (en el capítulo 11 hay ejemplos de ejercicios). Consume al menos 20 g de proteína y 15 g de carbohidratos dentro de la hora después de haber terminado tu sesión.

DÍA 5

DÍA DE AYUNO DE 500 CALORÍAS

Hoy debes consumir entre 6 y 10 tazas de agua no calórica. Esto es clave. Exprime un limón en tu agua para ayudar a suprimir un poco más tu apetito. Durante este día solo realizarás dos comidas y una colación, así que asegúrate de espaciarlas apropiadamente a lo largo del día entero. Tu ingesta calórica será muy baja hoy, así que ajusta tu actividad física de acuerdo con esto. La meta es entrenar a tu cuerpo para movilizar la grasa acumulada que usará como energía.

COMIDA 1

Elige una de las siguientes opciones:

- 1 huevo revuelto con queso
- 1 hot cake keto de 15 cm de diámetro (página 151) con 1 rebanada de tocino
- Pechuga de pollo asada u horneada con ejotes o brócoli

COMIDA 2

Elige una de las siguientes opciones:

- 1 taza de sopa, ya sea de fideos con pollo, minestrone, jitomate, brócoli con cheddar, crema de champiñones, crema de espárragos, coliflor tostada, o de cebolla a la francesa (que no tenga más de 12 g de carbohidratos)
- Hamburguesa de pavo de 110 g (sin bollo)
- 5 alitas o piernas chicas fritas de pollo

COLACIONES

Elige dos de la siguiente lista; consúmelas en cualquier momento del día (pero no consecutivamente ni dentro de la hora anterior o posterior a una comida).

- 17 nueces pecanas
- Sushi de pepino
- Bocadillos de espárragos envueltos en tocino (página 214)
- Frituras de aguacate (página 216)
- Carne seca de res (comprada en el supermercado, una porción de 150 calorías)

EJERCICIO

AM

Veinte minutos de entrenamiento de fuerza (en el capítulo 11 hay ejemplos). Consume al menos 20 g de proteína y 15 g de carbohidratos dentro de la hora posterior a haber terminado tu sesión.

> **PM**
>
> Veinte minutos de cardio de baja intensidad. No comas nada durante al menos una hora después de haber terminado tu sesión (ver ejemplos en el capítulo 11).

DÍA 6

DESAYUNO

Elige una de las siguientes opciones:

- 225 g de yogur natural con moras y 2 cucharadas de granola
- Smoothie de 340 g (ver recetas en el capítulo 9)

COMIDA

Elige una de las siguientes opciones:

- 170 g de pescado de tu elección asado en el sartén y 1 taza de coles de Bruselas cocidas
- 110 g de teriyaki de res y 1 taza de arroz de coliflor cocido o coliflor tostada

CENA

Elige una de las siguientes opciones:

- Salmón tostado con miso cítrico y ejotes (página 179)
- 170 g de filete de res (el corte que prefieras) con ejotes

COLACIONES

Elige dos de la siguiente lista; consúmelas en cualquier momento del día (pero no consecutivamente y no dentro de la hora anterior o posterior a una comida):

- 10 *snacks* de algas marinas orgánicas
- Barra de proteína keto (de la que compras en el supermercado, una porción de 150 calorías)

- Palitos de pavo (como el *jerky* de res, pero de pavo, del que compras en el supermercado, una porción de 150 calorías)
- Pimiento morrón relleno de carne (página 220)
- Galletas keto de chispas de chocolate (150 calorías o menos si son de las que compras en el supermercado)

EJERCICIO

Día de descanso. Si de cualquier forma deseas ejercitarte, haz una sesión de 15 o 20 minutos de cardio de baja intensidad. Este será un ejercicio extra y te ayudará a lograr tus metas más rápido (en el capítulo 11 hay ejemplos de ejercicios).

DÍA 7

DESAYUNO

Elige una de las siguientes opciones:
- Frittata de Gruyère y cebollín con surimi y aguacate (página 147)
- Omelette mediterráneo hecho con 2 huevos, espinaca, jitomate, aceitunas Kalamata y queso roquefort

COMIDA

Elige una de las siguientes opciones:
- Hamburguesa con queso y tocino de 140 g (sin bollo) y una ensalada chica de vegetales verdes
- 170 g de pescado (a la plancha o asado en el sartén) y una ensalada chica de vegetales verdes

CENA

Elige una de las siguientes opciones:

- Bistecs crujientes de coliflor con calabacita «Ghanoush» (página 184)
- 2 chuletas chicas y delgadas de puerco asadas en el sartén con espinaca a la crema

COLACIONES

Elige dos de la siguiente lista; consúmelas en cualquier momento del día (pero no consecutivamente y no dentro de la hora anterior o posterior a una comida):

- Sushi de pepino
- Esferas de masa para galletas (página 219)
- Carne seca de res sin azúcar añadida (de la que compras en el supermercado, una porción de 150 calorías)
- 2 tazas de palomitas de maíz keto
- 2 barras de 11 g cada una de queso cheddar añejo (comprado en el supermercado)

EJERCICIO

Día de descanso. Si de cualquier forma deseas ejercitarte, haz una sesión de 15 o 20 minutos de cardio de baja intensidad. Este será un ejercicio extra y te ayudará a lograr tus metas más rápido (en el capítulo 11 hay ejemplos de ejercicios).

8

SEMANA 6

CUESTA ABAJO

Llegaste a la parte más empinada antes de tu descenso hacia la línea de meta. Todos los esfuerzos que has hecho en estas cinco semanas han creado una propulsión que, combinada con tu determinación y (ojalá) tu emoción, te impulsarán hacia la línea de meta al concluir esta semana. Sin embargo, recuerda que terminar el plan de la **dieta Met Flex** no quiere decir que te detendrás y regresarás a tus decisiones y comportamientos anteriores solo porque llegaste al séptimo día de esta semana. Uno de los propósitos principales de esta semana es unir todas las piezas del conocimiento acumulado, así como tu experiencia y familiaridad con el programa, para que así puedas realizar cambios permanentes en tu estilo de vida que harán que los resultados obtenidos duren por mucho tiempo.

Terminarás esta última semana con un método de ayuno intermitente que aún no has visto en el programa: ayuno en días alternos. Prepárate para tres días de ayuno y cuatro días de alimentación normal. Será desafiante, sin duda, pero en vista de lo que ya hiciste, tendrás la capacidad de completarlo con vigor.

LINEAMIENTOS

Estos son tus lineamientos para la semana. Estarás siguiendo el método de ayuno intermitente en días alternos, así que mentalízate y prepárate para los días de ayuno. Esta semana incluye tres días de consumo de 500 calorías, pero no serán consecutivos. Cuando estos días se acerquen, asegúrate de estar bien preparado, porque será crucial para tener éxito.

* **Horario de alimentación.** Tendrás 4 días de alimentación relativamente normal y 3 días de alimentación con pocas calorías (ayuno). No intercambies los días en el programa, puesto que hay una buena razón para estar en ese orden específico. En tus días de ayuno, te exhorto a no comer deprisa; más bien, tómate tu tiempo para sentarte y saborear tus alimentos en un ambiente relajado.
* **Agua.** Debes consumir una taza de agua antes de cada comida. Puedes beber más agua durante y después de la comida, pero siempre una taza antes de tu primer bocado.
* **Frutas y verduras.** Pueden ser congeladas o frescas. Es posible usar las enlatadas, pero estas deben ser tu última opción, porque contienen exceso de sal y otros conservadores. De ser posible, consume solo frutas y verduras que no tengan ingredientes adicionales. Si usas las de lata, asegúrate de que sean bajas en sodio (140 mg o menos por porción).
* **Alcohol.** Tienes permiso de beber alcohol esta semana, pero recuerda, estás tratando de perder peso y hacer que tu metabolismo sea más flexible. Demasiado alcohol dificultará que llegues a tus metas. Solo puedes beber alcohol bajo en carbohidratos. Puedes consumir una sola bebida alcohólica en los días 1, 3, 5 y 7, ya sea una cerveza *light* o una bebida mezclada. La siguiente lista muestra las cantidades de las bebidas alcohólicas y los mezcladores permitidos.

* Si quieres beber alcohol, trata de limitar tu consumo a tres copas de vino y tres cervezas por semana. Solo puedes tomar una bebida alcohólica por día y no tienes permitido acumular múltiples bebidas para beberlas en un solo día. En los tres días de ayuno, no tienes permiso de beber alcohol, puesto que deberás destinar esas calorías a nutrirte con los alimentos adecuados en tus comidas y colación.

TIPO DE ALCOHOL	PORCIÓN PERMITIDA
ginebra	45 ml
cerveza *light*	355 ml
vino tinto	148 ml
tequila	45 ml
vodka	45 ml
whisky	45 ml
vino blanco	148 ml
TIPO DE MEZCLA	**PORCIÓN PERMITIDA**
refresco *light*	½ taza
agua mineral	sin restricción
agua tónica sin azúcar	sin restricción

* **Refresco.** No tienes permitido refresco normal ni *light*. Esto es muy importante. Si sueles beberlo, por favor, trata de eliminarlo de tu dieta. Si te es imposible, al menos reduce su

consumo a la mitad. La única excepción es el refresco *light* mezclado en tu bebida alcohólica (véase la tabla de lineamientos de alcohol).

* **Azúcar.** No tienes permitido comer azúcar de caña, pero puedes usar endulzantes como estevia orgánica, fruto del monje orgánico, miel pura o sin procesar, jarabe de yacón (yuca) o eritritol orgánico (ten cuidado de no consumir mucho eritritol porque te puede ocasionar diarrea).

* **Jarabe.** Tienes permitido usar jarabes libres de azúcar o sin azúcar añadida. Si encuentras jarabe orgánico, mejor.

* **Café.** Puedes tomar café durante tus periodos de ayuno, pero no le agregues calorías. Durante tu periodo de ayuno no puedes consumir más de 50 calorías en total; agregar crema o azúcar a tu café puede rebasar el límite. En tus días de cetosis, pon atención a lo que le añades a tu café, porque no puedes consumir más de 50 gramos de carbohidratos durante el día entero. Algunas preparaciones de café tienen tantos carbohidratos que podrías estar bebiendo tu consumo total permitido, e incluso más, en una sola taza.

* **Intercambio de comidas.** A veces el plan te presentará opciones de platillos que no te gusten o con ingredientes a los que no tienes acceso. Que no cunda el pánico. Puedes intercambiar comidas siempre y cuando sea entre alimentos de la misma categoría (desayuno, comida, cena, comida 1, comida 2) y en el mismo tipo de día (de consumo de carbohidratos, de 500 calorías o menos). Por ejemplo, si estás en un día de cetosis, entonces puedes intercambiar una opción con la de otro día de cetosis, pero no por una de ingesta de carbohidratos. Si estás en un día de ayuno de 500 o menos calorías, entonces puedes intercambiarla por una de un día similar de esa semana u otra, pero no por la de un día normal.

- **Eliminación de ingredientes.** Si una comida incluye un ingrediente o alimento que no te gusta, al que eres alérgico o que simplemente no lo consigues, siéntete libre de eliminarlo y usa el resto de los ingredientes y alimentos.
- **Colaciones.** Por favor, trata de consumir únicamente las colaciones de la lista del plan diario o del capítulo 10. Si por alguna razón necesitas comer una que no está en la lista, asegúrate de que no tenga más de 150 calorías. En cada uno de los 3 días de ayuno, podrás consumir una colación incluida en la lista respectiva, así que elígelas sabiamente, pues esto puede ser crucial para ayudarte a aprovechar tus calorías a lo largo del día de la mejor manera posible.
- **Ejercicio.** El ejercicio está proscrito en específico para complementar el método de ayuno, así como el plan de alimentación. Pon mucha atención a las instrucciones. Encontrarás ejemplos de ejercicios en el capítulo 11.

CONSEJO DE LA SEMANA

CAMBIA TU ROPA

UN ASPECTO CLAVE PARA PERDER PESO y cambiar tu comportamiento es mental. Tal vez tengas las mejores intenciones, quizás entiendas lo que se debe hacer, incluso es probable que cuentes con todos los recursos necesarios y el apoyo para mejorar. Pero si tu mente no está en el lugar correcto, tus probabilidades de lograr el mayor éxito disminuirán de forma significativa. Conforme hagas cambios positivos en tu estilo de vida y tu cuerpo comience a cambiar, como resultado de todos tus esfuerzos, es importante que reconozcas tu progreso no solo con palabras, sino también con acciones. Con frecuencia la gente pierde una cantidad considerable de peso, lo suficiente para que su ropa les quede demasiado grande o no les quede bien, y aun así continúan usándola y se rehúsan a comprar nueva. Para algunas personas, las dificultades económicas pueden evitar que cambien de guardarropa, pero muchas simplemente no pueden hacer un cambio mental en su autopercepción y en su futuro al continuar con los cambios positivos en su estilo de vida.

Para que tengas éxito a largo plazo es crucial que dejes de verte igual que como cuando tenías 10 o 20 kilos más. Te has esforzado, sacrificado y luchado para perder esos kilos, y deberías estar orgulloso de tu éxito y sentir la confianza de que puedes mantener tu nuevo peso. El comprar ropa nueva y deshacerte de la vieja es una declaración no solo para ti, sino para los que te rodean. La ropa nueva no solo reconoce tu éxito, también te brinda la inspiración y la motivación que necesitas para continuar por este nuevo sendero y no regresar a los antiguos hábitos y ambientes que, en principio, te impulsaron a cambiar. Para que este proceso sea una experiencia aún más completa (y recibas una dosis doble de felicidad), dona tu ropa vieja a alguna fundación de ayuda social.

DÍA 1: INGESTA DE CARBOHIDRATOS

DESAYUNO

Elige una de las siguientes opciones:
- 1 waffle de 20 cm con 2 rebanadas de tocino y ½ taza de moras
- Omelette de 2 huevos con verduras picadas y 30 g de queso

COMIDA

Elige una de las siguientes opciones:

- Hamburguesa de 150 g con queso y papas a la francesa
- Sándwich de pavo, pollo o jamón (puedes agregar lechuga, queso y jitomate) y una ensalada chica de vegetales verdes

CENA

Elige una de las siguientes opciones:

- 1 pieza de 170 g de pollo o pescado a la plancha u horneado con 2 porciones de tus verduras favoritas
- 2 tazas de pasta cocida en salsa marinara o de limón con tus verduras favoritas y 85 g de pollo, filete de res o pescado

COLACIONES

Elige dos de la siguiente lista; consúmelas en cualquier momento del día (pero no consecutivamente y no dentro de la hora anterior o posterior a una comida):

- 6 higos deshidratados
- 25 uvas rojas sin semillas, congeladas
- 1 taza de moras azules con un chorrito (1 cucharada) de crema batida
- 5 rebanadas de pepino con ⅓ de taza de queso cottage y sal y pimienta
- ½ taza de puré de manzana sin azúcar, mezclado con 10 mitades de nuez pecana

EJERCICIO

AM

Veinte minutos de cardio de baja intensidad en ayunas (en el capítulo 11 verás ejemplos). No comas nada al menos 2 horas después de haber terminado tu sesión de ejercicio.

PM

Quince minutos de HIIT. No comas nada por al menos una hora después de haber terminado tu sesión (hay ejemplos de estos ejercicios en el capítulo 11).

DÍA 2: INGESTA DE CARBOHIDRATOS

DÍA DE AYUNO DE 500 CALORÍAS

Hoy debes consumir entre 6 y 10 tazas de agua no calórica. Esto es crucial. Exprime un limón en tu agua para ayudar a suprimir un poco más tu apetito. En este día solo realizarás dos comidas y una colación, así que asegúrate de espaciarlas apropiadamente a lo largo del día entero. Tu ingesta calórica será muy baja hoy, así que ajusta tu actividad física de acuerdo con esto. La meta es entrenar a tu cuerpo para movilizar la grasa acumulada que usará como energía.

COMIDA 1

Elige una de las siguientes opciones:

- 225 g de yogur griego cremoso con moras azules o fresas y 1 cucharada de granola
- 1 huevo revuelto con queso y 1 rebanada de tocino
- 1 *bowl* de burrito para desayunar (página 155)

COMIDA 2

Elige una de las siguientes opciones:

- 1 taza de sopa, ya sea de fideos con pollo, minestrone, jitomate, brócoli con cheddar, crema de champiñones, crema de espárragos, coliflor tostada o de cebolla a la francesa (con no más de 12 g de carbohidratos) y una ensalada chica de vegetales verdes
- Hamburguesa de res de 55 g (sin bollo) con lechuga, jitomate y queso

- Ensalada de atún: 55 g de atún, 8 coles de Bruselas, 2 tazas de arúgula o espinaca, 3 aceitunas, 1 huevo cocido y 2 cucharadas de aderezo

COLACIONES

Elige una de la siguiente lista y cómetela en cualquier momento del día (pero no dentro de la hora anterior o posterior a una comida). Esta es tu única colación en el día, así que calcula tus tiempos.

- 4 sándwiches de galletas saladas: unta mermelada sin azúcar entre 2 galletas saladas (8 galletas en total)
- Crema de cacahuate con mermelada: 1 cucharada de mantequilla orgánica de cacahuate con mermelada sin azúcar en ½ bísquet
- Chocolate amargo y crema de cacahuate: 15 g de chocolate amargo con 2 cucharadas de crema de cacahuate orgánica
- 2 tazas de palomitas de maíz hechas en freidora de aire con 1 cucharada de mantequilla

EJERCICIO

AM o PM

Veinte minutos de entrenamiento de fuerza o 20 minutos de HIIT (ver ejemplos en el capítulo 11). Consume al menos 20 g de proteína y 15 g de carbohidratos dentro de la hora posterior a haber terminado tu sesión.

DÍA 3

DESAYUNO

Elige una de las siguientes opciones:

- 2 huevos revueltos en mantequilla, con aguacate, sobre una cama de lechuga
- 1 pimiento morrón relleno de queso y huevo

COMIDA

Elige una de las siguientes opciones:

- Brochetas de pollo mediterráneo con zanahoria rallada y ensalada de nuez (página 174)
- Ensalada Cobb: 2 tazas de mezcla primavera, 2 huevos cocidos rebanados, rebanadas de camote tostadas, rebanadas de aguacate, rebanadas de pepino, jitomates cherry a la mitad y almendras tostadas

CENA

Elige una de las siguientes opciones:

- Chuletas de puerco asadas con salsa romesco y brócoli al manchego (página 164)
- 170 g de robalo chileno barnizado con miso, salsa de crema y calabacita

COLACIONES

Elige dos de la siguiente lista; consúmelas en cualquier momento del día (pero no consecutivamente y no dentro de la hora anterior o posterior a una comida):

- Chicharrón de puerco (porción de 150 calorías)
- 21 almendras crudas
- Trocitos de salmón ahumado (de los que compras en el supermercado, una porción de 150 calorías)
- Palitos de pavo (de los que compras en el supermercado, una porción de 150 calorías)
- Barra de granola keto (de las que compras en el supermercado, una porción de 150 calorías)

EJERCICIO

AM

Veinte minutos de cardio en ayunas y de baja intensidad (ver ejemplos del capítulo 11). No comas nada antes del ejercicio ni 2 horas después de haberlo terminado.

PM

Veinte minutos de cardio de baja intensidad. No comas nada durante la primera hora posterior a haber terminado tu sesión (ver ejemplos en el capítulo 11).

DÍA 4

DÍA DE AYUNO DE 500 CALORÍAS

Hoy debes consumir entre 6 y 10 tazas de agua no calórica. Esto es crucial. Exprime un limón en tu agua para ayudar a suprimir un poco más tu apetito. En este día solo realizarás dos comidas y una colación, así que asegúrate de espaciarlas apropiadamente a lo largo del día entero. Tu ingesta calórica será muy baja hoy, así que ajusta tu actividad física de acuerdo con esto. La meta es entrenar a tu cuerpo para movilizar la grasa acumulada que usará como energía.

COMIDA 1

Elige una de las siguientes opciones:
- 1½ tazas de sopa, ya sea de jitomate, pepino, pollo, calabaza, frijol negro, frijol blanco, lentejas o pavo, con una ensalada chica de vegetales verdes y 1 cucharada de aderezo
- Smoothie de 340 g (de 200 calorías o menos)
- 1 huevo revuelto y 1 rebanada de tocino

COMIDA 2

Elige una de las siguientes opciones:

- Pimiento morrón relleno de pavo: cuece 7 g de carne de pavo molida con 1 cucharada de mezcla condimentada para tacos; corta un pimiento morrón amarillo a la mitad, quítale el tallo, las semillas y las venas; rellena en partes iguales las mitades con la carne cocida, ½ jitomate picado y ¼ de taza de lechuga picada; espolvorea 1 cucharada de queso rallado; hornea a 170 °C durante aproximadamente 5 minutos o hasta que se derrita el queso; sirve caliente.
- 85 g de falda de res untada con mantequilla de chipotle y brócoli al limón (página 190)
- 1 taza de espagueti de calabacita: haz tallarines de 1 calabacita entera, sofríe con aceite de oliva extravirgen a fuego alto; en un sartén pequeño, mezcla 1½ cucharaditas de mayonesa, 1 cucharadita de polvo de ajo, medio limón recién exprimido, 1 cucharada de albahaca picada y 1 cucharadita de endulzante; cocina por unos minutos hasta que se forme una salsa; vierte la salsa sobre la pasta de calabacita y sirve.

COLACIONES

Elige una de la siguiente lista y cómetela en cualquier momento del día (pero no dentro de la hora anterior o posterior a una comida). Esta es tu única colación en el día, así que calcula tus tiempos.

- Esferas de masa para galletas (página 219)
- Galletas botaneras keto (de las que compras en el supermercado con sabores surtidos y etiquetadas como «keto», una porción de 150 calorías)
- 25 cacahuates tostados en aceite
- Bollitos de jamón, queso y huevo (página 156)
- 10 frituras de queso (de las que compras en el supermercado, una porción de 150 calorías)

EJERCICIO

AM o PM

Veinte minutos de entrenamiento de fuerza (en el capítulo 11 hay ejemplos de ejercicios). Consume al menos 20 g de proteína y 15 g de carbohidratos dentro de la hora posterior a haber terminado tu sesión.

DÍA 5

DESAYUNO

Elige una de las siguientes opciones:

- 3 salchichas (de entre 7 y 10 cm de largo) y 1 taza de vegetales sofritos al sartén
- Omelette de 2 huevos con queso, verduras picadas y jamón o salchicha

COMIDA

Elige una de las siguientes opciones:

- Ensalada César con tocino y aguacate
- Ensalada César con camarón al ajillo

CENA

Elige una de las siguientes opciones:

- Guisado de bacalao con coco al curry, camarones e hinojo (página 181)
- 3 chuletas de cordero con 1 taza de coles de Bruselas tostadas y 1 taza de ejotes

COLACIONES

Elige dos de la siguiente lista; consúmelas en cualquier momento del día (pero no consecutivamente ni dentro de la hora anterior o posterior a una comida).

- 1 pepinillo encurtido envuelto en pavo o jamón
- Palitos de carne (de los que compras en el supermercado, una porción de 150 calorías)
- Panquecitos keto de crema de almendra (de los que compras en el supermercado, una porción de 150 calorías)
- 1 bolsita de crema de almendra (de las que compras en el supermercado, una porción de 150 calorías)
- Galletas keto de crema de cacahuate (de las que compras en el supermercado, una porción de 150 calorías)

EJERCICIO

AM

Veinte minutos de cardio de baja intensidad en ayunas (en el capítulo 11 hay ejemplos). No comas nada antes de tu ejercicio y por al menos dos horas después de haberlo terminado.

PM

Veinte minutos de cardio de baja intensidad. No comas nada durante al menos 1 hora después de haber terminado tu sesión (ver ejemplos en el capítulo 11).

DÍA 6

DÍA DE AYUNO DE 500 CALORÍAS

Hoy debes consumir entre 6 y 10 tazas de agua no calórica. Esto es crucial. Exprime un limón en tu agua para ayudar a suprimir un poco más tu apetito. En este día solo realizarás dos comidas y una colación, así que asegúrate de espaciarlas apropiadamente a lo largo del día entero.

Tu ingesta calórica será muy baja hoy, así que ajusta tu actividad física de acuerdo con esto. La meta es entrenar a tu cuerpo para movilizar la grasa acumulada que usará como energía.

COMIDA 1

Elige una de las siguientes opciones:

- 1 huevo revuelto con 2 cucharadas de queso rallado
- Smoothie o licuado de proteína (de 200 calorías o menos)
- 1 hot cake hecho con harina de trigo integral o de almendra con leche de almendra y 1 rebanada de tocino

COMIDA 2

Elige una de las siguientes opciones:

- Hamburguesa de pavo de 110 g (sin bollo)
- 2 espárragos envueltos en 2 rebanadas de tocino
- 4 piezas de sushi (rollos de aguacate, de aguacate y pepino, de tempura de camarón, de atún condimentado o California)

COLACIONES

Elige una de la siguiente lista y cómetela en cualquier momento del día (pero no dentro de la hora anterior o posterior a una comida). Esta es tu única colación en el día, así que calcula tus tiempos.

- Esfera de aguacate con tocino (página 213)
- Pimiento morrón relleno de carne (página 220)
- Totopos keto (porción de 100 calorías) con 2 cucharadas de guacamole
- 8 o 10 frituras de calabacita

EJERCICIO

Día de descanso. Si de cualquier forma deseas ejercitarte, haz una sesión de 15 o 20 minutos de cardio de baja intensidad. Este será un ejercicio extra y te ayudará a lograr tus metas más rápido (en el capítulo 11 hay ejemplos de ejercicios).

DÍA 7

DESAYUNO

Elige una de las siguientes opciones:

- Muffin keto de mora azul y 170 g de yogur natural
- 2 huevos revueltos con queso y verduras picadas

COMIDA

Elige una de las siguientes opciones:

- *Power bowl* de Buda (página 197)
- Hamburguesa de 150 g con queso y tocino (sin bollo) y una ensalada chica de vegetales verdes

CENA

Elige una de las siguientes opciones:

- Puntas de res a la Salisbury y champiñones con mantequilla de romero y ensalada de jitomate fresco (página 192)
- 1 porción de pechuga de pollo rellena de queso de cabra y aceitunas, con kale a la mantequilla y aderezo balsámico (página 170)
- 170 g de pechuga de pollo a la plancha u horneada o un filete de res de 170 g del corte que prefieras

COLACIONES

Elige dos de la siguiente lista; consúmelas en cualquier momento del día (pero no consecutivamente y no dentro de la hora anterior o posterior a una comida):

- Galletas keto de crema de cacahuate (del supermercado, una porción de 150 calorías)
- 10 *snacks* de algas marinas orgánicas
- Barra de proteína keto (del supermercado, una porción de 150 calorías)

- Totopos keto (del supermercado, una porción de 150 calorías)
- Chicharrón de puerco (porción de 150 calorías)

EJERCICIO

AM

Veinte minutos de HIIT. No comas nada durante la hora posterior a haber terminado.

EL SIGUIENTE PASO

Ya completaste las seis semanas y la gran pregunta es: «¿Ahora qué hago?». Bueno, no hay una sola respuesta para todos, porque cada quien tiene metas diferentes, vive bajo demandas distintas y cuenta con diferentes recursos para llegar a sus metas. Lo primero que yo recomiendo, sin embargo, es hacer otra ronda del programa, aun si ya alcanzaste tu peso deseado. Para quienes no necesitan perder más peso, no se preocupen. No perderán más peso si no lo necesitan. El propósito de hacer el segundo ciclo es que tu cuerpo experimente otra vuelta del circuito, para que se sienta cómodo con su nueva flexibilidad metabólica y las lecciones que aprendió, así como para hacer más sostenibles las modificaciones que has logrado. Al hacer este segundo ciclo no solo descubrirás que es más fácil para ti, sino también que podrás implementar estrategias que desarrollaste durante el primer ciclo para que el programa funcionara aún mejor.

Decidas o no hacer esta segunda ronda, la pregunta persiste: ¿Cuál es el plan a largo plazo para mantener los resultados que logré? De nuevo, no hay una respuesta única que aplique para todos. Sin embargo, es seguro que regresar a tu antigua forma de alimentación y ejercitación arruinará las ganancias que lograste para mejorar tu flexibilidad metabólica y perder peso. A partir de ahora, aun si no sigues el plan específicamente, piensa en alternar tus regímenes alimentarios semanales, tal como hiciste de las semanas 3 a 6 de este programa. Divide tus semanas entre días amistosos con los carbohidratos y días obligatorios de cetosis. Este patrón debería mantener a tu cuerpo en desafíos continuos, con la finalidad de que queme con eficiencia el combustible disponible. También es importante que te monitorees por si notas indicios de inflexibilidad metabólica, los cuales se describen en la página 23. Si notas dos o más de estos, retoma el programa con determinación. No necesitas hacer las semanas 1 y 2, puedes ir directamente a las últimas 4 semanas.

Si bien todos los componentes del programa son importantes para un éxito continuo, recuerda que las estrategias de ayuno y ejercicio deben volverse una parte fija de tu régimen, sin importar lo que comas. Puedes hacer combinaciones de ello y seguir los diferentes métodos de ayuno, pero haz tu mejor esfuerzo por mantener el plan que te decidiste a seguir, porque esto mantendrá tu flexibilidad metabólica bien afinada. Cada semana, sigue realizando dos entrenamientos de cardio en ayunas y al menos dos sesiones de 20 minutos de entrenamiento de fuerza/resistencia. Continuar con estas medidas te mantendrá en sintonía y evitará que tu cuerpo se salga del nuevo punto de equilibrio que estableciste desde que completaste el programa.

Lo más importante es que recuerdes estos dos puntos: la vida es corta y nadie es perfecto. No seas demasiado exigente contigo mismo ni te obsesiones con los detalles. Tu peso va a fluctuar, eso les pasa a todos. Tu meta es evitar fluctuaciones significativas y que no varíen de los 5 kilos. No siempre tomarás las mejores decisiones de alimentación o ejercitación con la intensidad o frecuencia que deseas. Eso no es problema. Este es un juego a largo plazo y el meollo está en encontrar el equilibrio. Tomar buenas decisiones el 70% del tiempo es más que suficiente para mantenerte en el rango que deseas y te permitirá evitar que te sientas culpable por no ser perfecto o cuando elijas hacer lo que tú consideras en vez de lo que el programa sugiere. El programa es tu plano arquitectónico, pero tú eres el constructor y diseñador de interiores. Las especificaciones finales son decisión completamente tuya. *Carpe diem!*

9

RECETAS MET FLEX

Las siguientes recetas te darán ideas nuevas para platillos que tal vez no hayas probado antes, o una perspectiva diferente de recetas que ya conoces. Todas son recetas bajas en carbohidratos y afines a la cetosis. Sé creativo, pero mantente en los lineamientos del programa y fíjate bien en el número de porciones de la receta y en cuántas debes consumir. De tal forma, puedes alternar la cantidad de ingredientes, o bien aumentar o disminuir el número de porciones que prepares. Lo más importante es que te diviertas, mantengas la mente abierta y disfrutes de la aventura de ampliar tu paladar.

COMIDAS • 138

COLACIONES • 203

SMOOTHIES • 216

COMIDAS

Frittata de Gruyère y cebollín con surimi y aguacate 141

Quiche sin corteza hecho con queso Pepper Jack,
tocino, calabacita y pimiento morrón verde 143

Hot cakes keto 145

Muffins de plátano con nuez 146

Muffins de huevo con tocino 147

Bowl de burrito para desayunar 149

Bollitos de jamón, queso y huevo 150

Barcos de aguacate y huevo 151

Ensalada sencilla de huevo 152

Aguacates rellenos de tocino 153

Lomo de cerdo empanizado con almendra y
chicharrones con puré de coliflor al chipotle 154

Cazuelitas de lechuga romana rellenas
de albóndigas de cerdo con queso feta 156

Chuletas de puerco asadas con salsa romesco
y brócoli al manchego 158

Portobellos rellenos de espinaca y queso en salsa italiana 160

Muslos de pollo sazonados con masala, acompañados
de espinaca a la mantequilla y ajo 162

Pechugas de pollo rellenas de queso de cabra y
aceitunas, con kale a la mantequilla y aderezo balsámico 164

Pollo salteado con coco, nuez de la India y
espárragos, acompañado de arroz de coliflor
con mantequilla y soya 166

Brochetas de pollo mediterráneo con zanahoria
rallada y ensalada de nuez 168

Tacos de lechuga rellenos de pollo enchilado con pepino 170

Estofado de pollo y brócoli 172

Salmón tostado con miso cítrico y ejotes 173

Guisado de bacalao con coco al curry, camarones e hinojo 175

Tallarines de calabacita con camarón
en salsa cremosa de parmesano al ajillo 177

Bistecs crujientes de coliflor con calabacita «Ghanoush» 178

Rollatini de berenjena a los tres quesos y espárragos
con pesto 180

Filete de res con queso Filadelfia y jitomates gratinados 182

Falda de res untada con mantequilla de chipotle
y brócoli al limón 184

Puntas de res a la Salisbury y champiñones
con mantequilla de romero y ensalada de jitomate fresco 186

Puntas de res a la salsa cazadora con arroz de coliflor 188

Bowl de enchiladas 190

Power bowl de Buda 191

Rollo desparramado de huevo 192

Power bowl de salmón y aguacate 193

Bowl de albóndigas 195

Bowl de hamburguesa bajo en carbohidratos 197

Bowl de burrito de pollo 198

Poke bowl 200

Bowl de filete de res con queso Filadelfia 202

FRITTATA DE GRUYÈRE Y CEBOLLÍN CON SURIMI Y AGUACATE

4 PORCIONES

- 225 g de surimi fresco
- 2 cucharaditas de jugo de limón fresco
- 2 cucharadas de cebollín picado
- ¼ de taza de cebolla fresca picada finamente
- Sal kosher y pimienta negra recién molida
- 10 huevos grandes
- 110 g de queso Gruyère, rallado (1 taza aprox.)
- 2 cucharadas de aceite de pepita de uva o semilla de girasol
- 2 aguacates en rebanadas finas

1. Precalienta el horno a 220 °C e introduce una parrilla en el centro.

2. En un tazón pequeño vierte el surimi con el jugo de limón, las dos cucharadas de cebollín y una pizca de pimienta, hasta que todo se incorpore. Reserva.

3. En un tazón grande, bate los huevos con las porciones indicadas de cebolla, sal y pimienta negra hasta que todo se mezcle bien. Agrega tres cuartas partes del queso y mezcla adecuadamente.

4. Calienta el aceite en un sartén antiadherente de 30 cm de diámetro que se pueda meter al horno, a fuego medio, hasta que comience a saltar. Vierte la mezcla del huevo y mueve el sartén, sin revolver, para distribuir la mezcla. Espera hasta que las orillas del huevo se cuezan, más o menos durante 4 o 5 minutos. Usa una espátula de silicón para despegar las partes de las orillas que se adhieran al sartén. Esparce el resto del queso sobre la superficie de los huevos y coloca el sartén en el horno. Hornea hasta que los huevos estén

cocidos en la superficie y el queso de encima se derrita y comience a dorarse, más o menos por 8 o 10 minutos.

5. Saca el sartén del horno (asegúrate de tomarlo con algún trapo para no quemarte) y coloca las rebanadas de aguacate de manera distribuida encima de la frittata. Déjala enfriar por 10 minutos.

6. Retira la frittata del sartén, pártela en cuatro y sirve.

QUICHE SIN CORTEZA HECHO CON QUESO PEPPER JACK, TOCINO, CALABACITA Y PIMIENTO MORRÓN VERDE

DE 4 A 6 PORCIONES

- 110 g de rebanadas gruesas de tocino, sin azúcar añadida, picadas
- 1 cebolla chica, picada
- 1 diente de ajo, picado finamente
- 1 calabacita mediana, cortada en cuatro rajas y picada en trozos de 6 mm
- Sal kosher y pimienta negra recién molida
- 8 huevos
- ½ taza de crema entera o media crema
- 110 g de queso Pepper Jack, rallado y dividido en dos partes
- Opcional: salsa picante y crema agria para servir

1. Precalienta el horno a 180 °C con la parrilla en el centro. Engrasa un recipiente de vidrio cuadrado, de 20 cm, con aceite en aerosol. En un tazón grande, coloca un escurridor o colador.

2. En un sartén de 30 cm a fuego medio, cocina el tocino, revuelve con frecuencia, hasta que se vuelva crujiente, durante 8 o 10 minutos. Utiliza un cucharón perforado para trasladar el tocino a un tazón grande. Coloca la cebolla y el ajo en el sartén y cocina; revuelve hasta que se suavicen, durante 5 o 6 minutos. Agrega las porciones de calabacita, sal y pimienta; cocina revolviendo frecuentemente hasta que la calabacita se suavice sin perder su forma, más o menos por 5 minutos. Vierte la mezcla en el escurridor hasta que drene toda el agua y deja enfriar.

3. Agrega los huevos, la crema y el tocino en un tazón grande, junto con media cucharadita de sal y bate hasta que todo quede bien integrado. Con una espátula de silicón, coloca la calabacita fría a la mezcla hasta que se incorpore. Agrega tres cuartas partes del queso rallado y revuelve bien. Vierte la mezcla en el recipiente cuadrado y espolvorea el resto del queso sobre la superficie. Hornea hasta que los huevos se cuezan y el queso esté burbujeando y comenzando a dorarse, durante 30 o 40 minutos.

4. Deja enfriar al menos 10 minutos antes de cortar. Sirve con la salsa picante y la crema agria a un lado.

HOT CAKES KETO

4 PORCIONES

CADA PORCIÓN ES DE 2 PIEZAS

- 1 taza de harina de almendra
- 1 cucharadita de endulzante (ya sea fruto del monje, jarabe de yuca o estevia)
- 1 cucharadita de polvo para hornear
- 2 huevos
- 1 cucharadita de extracto de vainilla
- ⅓ de taza de leche de almendra o de coco
- 1 cucharadita de aceite de coco derretido
- Jarabe bajo en carbohidratos, para servir

1. En un tazón chico, mezcla la harina, el endulzante y el polvo para hornear.

2. En un tazón grande, bate los huevos, la vainilla, la leche y el aceite de coco, hasta que todo quede bien integrado.

3. Lentamente, vierte los ingredientes sólidos en los líquidos hasta que todo se incorpore.

4. Engrasa un sartén antiadherente y caliéntalo a fuego medio. Vierte la masa en el sartén, aproximadamente un tercio de taza por pieza, para hacer 4 hot cakes. Voltea cuando las orillas comiencen a burbujear. Deja que se cuezan unos cuantos minutos más, luego sírvelos calientes y báñalos con una cucharada del jarabe bajo en carbohidratos.

MUFFINS DE PLÁTANO CON NUEZ

5 PORCIONES

- ¾ de taza de harina de almendra
- 1 cucharadita de polvo para hornear
- 1 cucharada de linaza molida
- ¼ de cucharadita de canela molida
- 3 cucharadas de mantequilla suave, y otra más para engrasar el molde
- 1 huevo
- ¼ de taza de endulzante (como estevia orgánica o fruto del monje)
- 1 cucharadita de extracto de vainilla
- 1 plátano grande, hecho puré (más o menos ⅓ de taza)
- ¼ de taza de leche de almendra sin azúcar
- ¼ de taza de crema agria
- ½ taza de nuez de Castilla, picada

1. Precalienta el horno a 180 °C y engrasa un molde para muffins con la mantequilla o aceite en aerosol.
2. En un tazón grande, mezcla la harina, el polvo para hornear, la linaza y la canela.
3. En un tazón aparte, bate la crema, el huevo, el endulzante y la vainilla.
4. Poco a poco incorpora el plátano, la leche de almendra, la crema agria y las nueces a la mezcla de huevo hasta que todo quede bien integrado. Incorpora los ingredientes líquidos a los sólidos revolviendo.
5. Vierte la masa en el molde a ¾ de su capacidad para cada muffin. Hornea durante 20 o 25 minutos.

MUFFINS DE HUEVO CON TOCINO

2 PORCIONES

CADA PORCIÓN ES DE 2 PIEZAS

- 4 rebanadas gruesas de tocino
- 1½ cucharaditas de aceite de oliva extravirgen
- 110 g de champiñones rebanados
- 1 diente de ajo picado finamente
- 1 taza de espinaca orgánica copeteada
- 4 huevos
- 1 cucharadita de cebollín picado
- ¼ de taza de leche de coco o almendra sin azúcar
- Sal kosher y pimienta negra recién molida
- ⅓ de taza de queso cheddar rallado o moronas de queso feta

1. Precalienta el horno a 200 °C.
2. Coloca las rebanadas de tocino en un molde para muffins, de manera que rodeen el interior de cada uno. Hornea por 10 minutos. Absorbe un poco de la grasa que se escurrió del tocino en cada molde de muffin, pero deja otro poco.
3. En un sartén a fuego medio alto, calienta el aceite de oliva y agrega los champiñones y el ajo. Espera hasta que los champiñones se cuezan y comiencen a dorarse, aproximadamente por 5 minutos. Agrega la espinaca y cuece unos minutos más o hasta que la espinaca cambie de color.
4. En un tazón mediano, bate los huevos, el cebollín y la leche. Sazona con sal y pimienta.

5. Divide las verduras equitativamente en los 4 moldes de muffins. Vierte la mezcla de huevo en cada uno y espolvoréales el queso.
6. Hornea durante 15 minutos o hasta que los huevos logren la consistencia que te gusta. Deja enfriar por unos minutos y sirve caliente.

BOWL **DE BURRITO PARA DESAYUNAR**

2 PORCIONES

- 15 g de carne de res molida
- 1 cucharada de condimento para tacos
- ½ coliflor rallada (tipo arroz o en trozos)
- 4½ cucharaditas de cilantro, picado
- ¼ de cebolla, picada
- Sal kosher y pimienta negra recién molida
- 2 huevos
- 1 cucharada de mantequilla derretida
- 2 cucharadas de queso rallado

1. En un sartén grande a fuego medio, dora la carne y agrega media taza de agua y los condimentos. Espera a que hierva a fuego lento durante 2 o 3 minutos.

2. Una vez que se evapore casi toda el agua, empuja la carne hacia una orilla del sartén y agrega la coliflor, el cilantro, la cebolla y la sal en el espacio libre del sartén. Cuece la coliflor y la cebolla por 5 minutos a fuego lento y orilla la mezcla para dejarles espacio a los huevos. (Si tu sartén no es lo suficientemente grande para que quepa todo, puedes cocer la mezcla de los huevos por separado).

3. En un tazón chico bate los huevos y agrégalos al sartén, revuelve con la mantequilla y el queso. Una vez que los huevos estén cocidos a tu gusto, mezcla los demás ingredientes en el sartén. Separa todo en dos tazones y sazona con sal y pimienta al gusto. Sirve caliente.

BOLLITOS DE JAMÓN, QUESO Y HUEVO

1 PORCIÓN

- 2 cucharadas de queso parmesano rallado
- 2 cucharadas de queso cheddar deshebrado
- 2 cucharadas de queso mozzarella deshebrado
- 1 huevo
- ½ taza de jamón picado

1. Precalienta el horno a 190 °C y coloca papel encerado sobre una charola para hornear.
2. En un tazón mediano, bate los tres quesos con el huevo. Agrega el jamón picado y mezcla bien.
3. Vierte la mezcla sobre el papel encerado en partes iguales, formando tres rollos.
4. Hornea por 15 o 20 minutos o hasta que el queso se haya derretido por completo y la orilla quede un poco crujiente.

BARCOS DE AGUACATE Y HUEVO

2 PORCIONES

- 1 aguacate grande
- 2 huevos
- Sal kosher y pimienta negra recién molida
- 2 cucharadas de queso cheddar rallado
- 1 cucharadita de cebollín finamente picado
- 1 cucharada de pimiento morrón picado finamente

1. Precalienta el horno a 190 °C.

2. Corta el aguacate a la mitad, quítale el hueso y saca aproximadamente 2 cucharadas del centro; la idea es dejar suficiente espacio para que quepa un huevo.

3. Coloca las mitades de aguacate bocarriba en un recipiente para hornear. Rellena cada mitad con un huevo sin romper la yema. Agrega sal y pimienta al gusto.

4. Hornea durante 5 minutos, luego espolvorea el queso rallado encima de los aguacates. Sigue horneando hasta que se cuezan los huevos (más o menos bastan 5 minutos para que se suavicen, entre 7 y 8 minutos para un punto medio y de 9 a 10 minutos para que queden bien cocidos).

5. Espolvorea el cebollín y el pimiento morrón. Sirve caliente.

ENSALADA SENCILLA DE HUEVO

1 PORCIÓN

- 2 cucharadas de mayonesa
- ½ de cucharadita de mostaza (opcional)
- 1 cucharadita de jugo de limón recién exprimido
- 2 cucharadas de apio picado
- 1 cucharada de cebolla de cambray picada
- 1 cucharadita de cebollín picado
- 1 huevo cocido, pelado y picado
- Sal kosher y pimienta negra recién molida
- 1 pizca de curry o paprika en polvo

1. En un tazón mediano, bate la mayonesa, la mostaza (si así lo decidiste), y el jugo de limón hasta que quede una mezcla suave y uniforme. Agrega el apio, la cebolla y el cebollín y revuelve bien.
2. En un tazón aparte, usando un tenedor, machaca el huevo cocido hasta que tenga la consistencia que prefieras.
3. Agrega el huevo al aderezo y mezcla bien.
4. Sazona con sal y pimienta al gusto. Espolvorea con el curry o la paprika al gusto.

AGUACATES RELLENOS DE TOCINO

2 PORCIONES

- 2 rebanadas de tocino
- 1 aguacate mediano
- ¼ de taza de jitomates cherry, partidos a la mitad
- ¼ de taza de lechuga romana, picada
- ½ cucharadita de mayonesa
- ½ cucharadita de jugo de limón
- ⅛ de cucharadita de polvo de ajo
- Sal kosher y pimienta negra recién molida

1. Cocina el tocino en un sartén teniendo cuidado de que no se endurezca. Lo que quieres es que se mantenga flexible. Cuando esté listo, déjalo escurriendo sobre una servitoalla.
2. Corta el aguacate en dos, quítale el hueso y sácale la mitad de la carne, ponla en un tazón y hazla puré.
3. Echa en el tazón los jitomates, la lechuga, la mayonesa, el jugo de limón, el polvo de ajo, la sal y la pimienta. Pruébalo y rectifica a tu gusto.
4. Pica el tocino y agrégalo al tazón.
5. Coloca la mezcla de aguacate y tocino en las mitades de aguacate.

LOMO DE CERDO EMPANIZADO CON ALMENDRA Y CHICHARRONES CON PURÉ DE COLIFLOR AL CHIPOTLE

4 PORCIONES

- ¼ de taza de almendras enteras tostadas sin sal
- 1 taza de chicharrón en trozos
- Sal kosher y pimienta negra recién molida
- 500 g de lomo de cerdo
- 2 cucharadas de mostaza Dijon
- 1 coliflor (de más o menos 1 kilo), sin hojas y picada en trozos de aproximadamente 5 cm
- 1 lata de chipotles adobados, picados (reserva una cucharada de la salsa)
- 3 cucharadas de mantequilla
- 1 cucharadita de orégano deshidratado
- ½ taza de cilantro fresco picado o cebollita cambray (opcional)

1. Coloca la parrilla del horno en la última posición y precalienta el horno a 220 °C. Engrasa una charola para hornear con aceite en aerosol.

2. Coloca las almendras y los trozos de chicharrón en una bolsa; tritúralos con un rodillo o la base de un sartén pequeño hasta que se muelan bien. Sazona ligeramente con sal y pimienta.

3. Con una toalla de papel, absorbe el agua del lomo y sazónalo con sal y pimienta. Con una cuchara o una brocha, cúbrelo con la mostaza Dijon. Introdúcelo a la mezcla de la bolsa y presiona para que quede una capa uniforme en toda la carne. Usando unas pinzas grandes, saca la carne y quítale el exceso de empanizado. Colócala en la charola del horno. Déjala hornear entre 20 y 25 minutos, hasta que, con un termómetro para carne, la temperatura al centro del

lomo (la parte más gruesa) marque 60 °C. Retira la carne del horno y envuélvela en aluminio para mantenerla caliente.

4. Mientras tanto, en un sartén grande cubre con agua la coliflor y el chipotle picado. Agrega 2 cucharaditas de sal y deja que hierva a fuego medio alto. Tapa el sartén y disminuye el fuego; cocina durante 12 o 15 minutos, o hasta que la coliflor quede muy tierna cuando la perfores con un tenedor. Escurre la coliflor y regrésala al sartén. Agrega la mantequilla, la salsa adobada de los chipotles en lata y el orégano; usando un machacador de papas, tritura hasta que la mezcla quede muy suave. Prueba y sazona con sal y pimienta.

5. Corta el lomo en rebanadas delgadas y sirve con el puré de coliflor; decora con el cilantro o la cebollita de cambray, si así lo deseas.

CAZUELITAS DE LECHUGA ROMANA RELLENAS DE ALBÓNDIGAS DE CERDO CON QUESO FETA

4 PORCIONES

- 500 g de carne de cerdo molida
- ½ taza de moronas de queso feta
- 1 huevo
- 2 cucharaditas de orégano fresco picado o 1 cucharadita del seco
- 2 cucharaditas de eneldo fresco picado o 1 cucharadita del seco
- ¼ de cucharadita de polvo de ajo
- 1½ cucharaditas de sal kosher (o más, si es necesario)
- ¾ de cucharadita de pimienta negra molida (o más, si es necesario)
- 1 trozo de 7.5 cm de pepino, además de rebanadas delgadas para emplatar
- 2 cucharadas de aceite de pepita de uva o de girasol
- ½ taza de yogur natural entero
- 2 cucharaditas de limón recién exprimido
- 8 hojas de lechuga romana o francesa
- 2 jitomates de bola, rebanados finamente

1. En un tazón grande y usando una espátula de silicón, mezcla el cerdo con el queso feta. En un tazón pequeño, bate el huevo con 2 cucharadas de agua, el orégano, el eneldo, el polvo de ajo, la sal y la pimienta hasta que se integre todo. Reserva por 10 minutos y luego agrégale la mezcla del cerdo y revuelve hasta que se incorporen bien.

2. Ralla el pepino con la parte perforada de tu rallador; después de escurrirlo, pásalo a un tazón. Rocíale la media cucharadita de sal que te quedó y déjala reposar mientras cocinas las albóndigas.

3. Divide la carne en 24 bolitas del tamaño de una cuchara grande. Usa tus manos para formarlas hasta que queden macizas y colócalas en un plato.

4. En un sartén antiadherente de 30 cm de diámetro calienta el aceite a fuego medio alto o hasta que salte. Agrega las albóndigas y cuécelas por 4 o 5 minutos, hasta que se doren de la base. Con unas pinzas, voltea las albóndigas, baja a fuego medio y sigue cociéndolas; voltéalas con frecuencia hasta que se doren por completo o cuando al insertar un termómetro de carne en el centro de una albóndiga marque 70 °C. La cocción tarda cerca de 10 minutos en total. Coloca las albóndigas en un plato limpio.

5. Usando tus manos, exprime el pepino para sacarle toda el agua que puedas y déjalo en un tazón chico. Agrega el yogur, el jugo de limón y la pimienta que te quedaba y revuelve. Prueba la mezcla y sigue sazonando a tu gusto con sal y pimienta.

6. Usando las tijeras de la cocina, corta las hojas de lechuga para hacer cazuelitas y colócalas en un tazón grande, cúbrelas con playo y, antes de usarlas, guárdalas en el refrigerador durante 15 minutos.

7. Para servir, rellena las cazuelitas de lechuga con el jitomate, las rebanadas de pepino y las albóndigas. Rocíales un chorrito de la salsa de yogur.

CHULETAS DE PUERCO ASADAS CON SALSA ROMESCO Y BRÓCOLI AL MANCHEGO

- 4 cucharadas de mantequilla untable
- ¼ de taza de almendras rebanadas y tostadas
- 3 cucharadas de pimiento morrón de lata, picado, escurrido y seco
- 2 cucharaditas de paprika ahumada
- 1 diente de ajo, machacado
- 2 cucharaditas de vinagre de vino tinto
- Sal kosher y pimienta negra recién molida
- 4 chuletas de puerco con hueso (cada una de más o menos 110 g y de 2.5 cm de ancho)
- 2 cucharadas de aceite de oliva extravirgen
- 450 g de floretes de brócoli
- 28 g de queso manchego, rallado con un pelador de verduras

1. Para obtener la salsa romesco, vierte y mezcla en el procesador de alimentos la mantequilla, las almendras, el pimiento morrón, la paprika, el ajo, el vinagre, media cucharadita de sal y un cuarto de cucharadita de pimienta. Vierte la mezcla en un tazón.

2. En un tazón pequeño, mezcla una cucharadita de paprika ahumada, una cucharadita de sal y media cucharadita de pimienta. Con una toalla de papel, dale de palmaditas a las chuletas para absorber el agua y sazónalas por ambos lados con la mezcla de especias.

3. Calienta una cucharada de aceite en un sartén antiadherente de 30 cm de diámetro a fuego medio alto o hasta que salte. Agrega 2 chuletas y cuécelas por 4 o 5 minutos, sin moverlas, hasta que se doren de la base. Voltéalas y cuécelas a fuego medio, hasta que

queden firmes al tacto y marquen 60 °C con un termómetro de carne. Pasa las chuletas a un plato y cúbrelas con papel aluminio para mantenerlas calientes. Limpia el sartén con una toalla de papel y repite el proceso con la cucharada de aceite que te quedó y las otras dos chuletas.

4. Mientras tanto, cubre con agua un tercio de una cazuela grande y profunda, coloca una vaporera y ponla a calentar a fuego medio alto. Agrega el brócoli y tapa; deja que se cueza al vapor hasta que se suavice (durante 5 o 6 minutos). Pásalo a un tazón para servir; sazona ligeramente con sal y pimienta.

5. Para servir, unta la salsa romesco encima de las chuletas calientes y acompaña con el brócoli. Espolvoréales la ralladura de queso manchego encima.

PORTOBELLOS RELLENOS DE ESPINACA Y QUESO EN SALSA ITALIANA

4 PORCIONES

- 8 hongos portobello medianos, sin tallos ni láminas
- 2 cucharadas de aceite de oliva extravirgen
- Sal kosher y pimienta negra recién molida
- 500 g de salchichón italiano o picante sin azúcar añadida, sin envoltura (puedes sustituirlo por carne molida de cerdo)
- 4 jitomates deshidratados, escurridos y picados
- 6 cebollitas de cambray chicas con tallo, picadas (separa las partes blancas de las verdes)
- 280 g de espinacas picadas, descongeladas, escurridas y secas
- ½ taza de queso provolone o cheddar blanco (más o menos 55 g)
- 1 cucharada de vinagre balsámico
- ¼ de taza de albahaca fresca picada o 1 cucharada de la seca

1. Precalienta el horno a 220 °C y forra la superficie y los bordes de una charola para hornear con papel aluminio.

2. Con una brocha barniza ambos lados de los hongos con el aceite de oliva y sazónalos ligeramente con sal y pimienta. Colócalos en la charola con el lado del tallo bocabajo y hornea por 10 minutos. Sácalos del horno y déjalos enfriar.

3. Mientras tanto, en un sartén antiadherente coloca el salchichón o la carne, los jitomates deshidratados y la parte blanca de las cebollitas a fuego medio alto y deja cocer; con una cuchara, ve cortando trozos de carne y permite que se doren durante 10 minutos, hasta que no queden partes crudas. Coloca esta mezcla en un tazón mediano, agrega la espinaca distribuyéndola bien para que se incorpore a la

mezcla. Deja reposar hasta que adquiera la temperatura ambiente. Luego, incorpora el queso y el vinagre en la carne, agrega la albahaca y mezcla.

4. Voltea los champiñones bocarriba. Con una cuchara grande, rellénalos con la mezcla de carne y queso. Hornea por 12 o 14 minutos, hasta que estén muy calientes y el queso burbujee y comience a dorarse.

5. Para servir, espolvorea la parte verde de las cebollitas sobre los hongos.

MUSLOS DE POLLO SAZONADOS CON MASALA, ACOMPAÑADOS DE ESPINACA A LA MANTEQUILLA Y AJO

4 PORCIONES

- 1.3 kg de muslos de pollo con hueso y piel
- 2 cucharadas de aceite de oliva extravirgen
- 2 cucharadas de garam masala (mezcla de especias)
- 2 cucharaditas de sal kosher (más si es necesario)
- 4 cucharadas de mantequilla
- 3 dientes de ajo grandes, pelados y aplastados con la parte lateral de un cuchillo
- ¼ de taza de almendras rebanadas
- 2 escalonias grandes, rebanadas
- 500 g de espinaca *baby*

1. Precalienta el horno a 230 °C y coloca la parrilla del horno en el centro. Engrasa una charola para hornear con aceite en aerosol.

2. En un tazón grande coloca los muslos; usa unas pinzas para moverlos mientras, equitativamente, los rocías con el aceite de oliva y les espolvoreas el garam masala y la sal. Coloca los muslos sobre la charola con la piel bocarriba y hornea durante aproximadamente 35 minutos, hasta que queden dorados y crujientes y la carne del pollo alcance los 80 °C.

3. Mientras tanto, en un sartén grande a fuego medio echa la mantequilla, el ajo y las almendras. Cocina por 3 o 4 minutos revolviendo con constancia hasta que las almendras comiencen a tostarse ligeramente. Con una cuchara perforada, saca las almendras y colócalas en un plato. Sigue cociendo el ajo por 2 o 3 minutos más, revolviendo constantemente, hasta que quede bien dorado; sácalo del sartén y deséchalo. Continúa cociendo la mantequilla, moviendo el sartén,

hasta que adquiera un tono dorado oscuro. Agrega las escalonias y cuécelas durante 2 minutos, revolviendo de forma constante, hasta que se suavicen. Luego ve añadiendo espinacas poco a poco, moviéndolas con unas pinzas hasta que se oscurezcan un poco. Agrega sal al gusto.

4. Para servir, divide la espinaca en 4 platos. Sobre las camas de espinaca coloca los muslos y espolvoréalos con las almendras.

PECHUGAS DE POLLO RELLENAS DE QUESO DE CABRA Y ACEITUNAS, CON KALE A LA MANTEQUILLA Y ADEREZO BALSÁMICO

4 PORCIONES

- 4 pechugas de pollo deshuesadas y sin piel (cada una de más o menos 340 g)
- 2 cucharadas de aceite de oliva extravirgen
- Sal kosher y pimienta negra recién molida
- 110 g de queso de cabra fresco a temperatura ambiente
- ¼ de taza de queso parmesano o romano, rallado finamente
- ⅓ de taza de aceitunas verdes sin hueso, picadas finamente
- 1 cucharadita de romero o cebollín fresco, finamente picado
- ½ taza de vinagre balsámico
- 3 cucharadas de mantequilla
- 2 escalonias grandes, rebanadas
- 2 montones o 1 kilo de kale (col rizada o berza), sin tallos y en trozos grandes

1. Precalienta tu horno a 190 °C y coloca la parrilla en el centro. Forra con papel aluminio una charola para hornear.
2. Con un cuchillo afilado, haz una ranura horizontal en un lado de cada pechuga; solo deja una tercera parte de la pechuga unida (con el fin de poder rellenarlas). Con una brocha, barnízalas con el aceite de oliva y sazona generosamente ambos lados con la sal y la pimienta.
3. En un tazón mediano, vierte el queso de cabra y el parmesano con una espátula de silicón y mézclalos bien. Agrega las aceitunas y el romero e incorpora bien. Sazona con una pizca generosa de pimienta negra y un poco de sal si así lo deseas. Con una cuchara grande,

rellena cada pechuga con una cuarta parte de la mezcla de queso y presiona ligeramente con el fin de que el relleno se distribuya de manera uniforme.

4. Hornea las pechugas durante más o menos 25 minutos hasta que se cuezan bien, de modo que, cuando las perfores con un cuchillo, suelten jugo. Un termómetro de carne debería marcar 70 °C en la parte más gruesa de una pechuga.

5. Mientras tanto, en un sartén pequeño, vierte el vinagre balsámico y cocina a fuego medio durante aproximadamente 10 minutos, hasta que el líquido se reduzca a más o menos la mitad y se espese. Luego colócalo lejos del quemador.

6. En un sartén de 30 cm de diámetro derrite la mantequilla a fuego medio alto. Agrega las escalonias y cuécelas durante 3 o 4 minutos, revolviendo constantemente, hasta que se suavicen. Añade, poco a poco, el kale y muévelo con las pinzas hasta que se marchiten, sin que lleguen a ablandarse. Sazona con sal y pimienta.

7. Para servir, distribuye el kale en 4 platos con una pechuga encima de cada cama. Rocía el jarabe balsámico sobre el pollo y el kale.

POLLO SALTEADO CON COCO, NUEZ DE LA INDIA Y ESPÁRRAGOS, ACOMPAÑADO DE ARROZ DE COLIFLOR CON MANTEQUILLA Y SOYA

4 PORCIONES

- ¼ de taza de salsa de soya baja en sodio
- 2 cucharadas de vinagre de arroz sin especias
- 1 cucharadita de ajo (más o menos dos dientes), finamente picado
- 1 cucharada de goma xantana (opcional)
- 1 pizca de semillas de chile de árbol seco (opcional)
- 1 kilo de muslos de pollo deshuesados y sin piel, cortados en trozos de 2.5 cm aproximadamente
- ½ taza de agua de coco sin endulzar
- ¼ de taza de aceite de coco
- 500 g de espárragos, cortados y rebanados en diagonal (piezas de 2.5 cm aprox.)
- ½ taza de nueces de la India tostadas y picadas en trozos medianos
- 4 tazas de arroz de coliflor crudo
- 2 cucharadas de mantequilla
- 1 cucharadita de ralladura de limón
- Sal kosher y pimienta negra recién molida

1. En un tazón mediano, mezcla la salsa de soya junto con el vinagre, el ajo, la goma xantana y los chiles (si decidiste usarlos). Agrega los trozos de pollo y revuelve bien. Deja reposar por 10 minutos.

2. En un tazón coloca un escurridor y vierte el pollo marinado. Déjalo uno o dos minutos, presionándolo para que escurra el mayor líquido posible. Agrega el agua de coco al marinado y bate.

3. Calienta 2 cucharadas del aceite de coco en un sartén antiadherente de 30 cm de diámetro, a fuego medio alto o hasta que salte. Agrega el pollo y acomódalo en una sola capa que cubra la superficie del sartén; cuece por 5 o 6 minutos, sin voltearlo, hasta que la base de los trozos se dore. Con una espátula de silicón añade los espárragos y deja cocer por 3 o 4 minutos, revolviendo constantemente, hasta que el pollo ya no esté crudo. Agrega el marinado y las nueces, y deja cocer por otros 3 o 4 minutos, hasta que suelte el hervor, el pollo quede bien cocido y la salsa espese. Pasa todo el contenido del sartén a un tazón para servir y tápalo para que se mantenga caliente.

4. Con una toalla de papel limpia el sartén. Agrega el resto del aceite de coco y calienta a fuego medio alto; cuando comience a saltar, añade el arroz de coliflor. Deja que se cueza durante 4 o 5 minutos, revolviendo constantemente, hasta que quede medio tierno y casi crujiente. Añade la mantequilla y la cucharada de salsa de soya restante, deja que se cueza mientras revuelves, hasta que la mantequilla se haya derretido y quede por completo incorporada al arroz de coliflor. Aleja el sartén del fuego y vierte la ralladura de limón. Prueba y sazona con sal y pimienta al gusto.

5. Sirve una cama de arroz de coliflor con el pollo salteado por encima.

BROCHETAS DE POLLO MEDITERRÁNEO CON ZANAHORIA RALLADA Y ENSALADA DE NUEZ

4 PORCIONES

- 3 cucharadas de jugo de limón recién exprimido
- ¼ de taza de aceite de oliva extravirgen
- 1 cucharada de orégano seco
- 1 cucharadita de comino molido
- 1 cucharadita de cilantro molido
- Sal kosher y pimienta negra recién molida
- 700 g de muslos de pollo deshuesados y sin piel, cortados en tiras de 2.5 cm aproximadamente

- 4 zanahorias grandes (más o menos 350 g)
- 2 cucharadas de vinagre de vino tinto
- ½ taza de hojas de menta fresca
- ½ taza de nuez de Castilla, medianamente picada

1. Precalienta el asador con la parrilla a 10 o 15 cm de la fuente de calor. Cubre una charola para hornear con papel aluminio.

2. En un tazón mediano, bate el jugo de limón, el aceite de oliva, el orégano seco, el comino, el cilantro, una cucharadita de sal y media cucharadita de pimienta hasta que todo se integre. Añade el pollo y revuelve hasta cubrirlo por completo. Deja reposar entre 10 a 15 minutos.

3. Con un pelador, pela las zanahorias en rebanadas hasta que llegues al corazón. Coloca las tiras de zanahoria en un tazón grande.

Añade las 2 cucharadas de aceite de oliva restantes, el vinagre, la media cucharadita de sal y un cuarto de cucharadita de pimienta. Pon el tazón a un lado para que las zanahorias se suavicen y lleguen a la temperatura ambiente.

4. Ensarta el pollo en las brochetas y colócalas en una sola capa dentro de la charola para hornear. Déjalas asar en la parrilla durante 12 o 14 minutos, hasta que el pollo esté bien dorado y crujiente en las orillas y bien cocido en el centro. Voltea las brochetas una vez durante este proceso. Sácalas del asador y déjalas enfriar un poco antes de servir.

5. Añade las hojas de menta y las nueces al tazón con la zanahoria, revuelve bien y emplata. Encima de la ensalada de zanahoria, coloca las brochetas.

TACOS DE LECHUGA RELLENOS DE POLLO ENCHILADO CON PEPINO

4 PORCIONES

- 2 cucharadas de jugo de limón recién exprimido
- 1 cucharada de salsa de pescado o salsa de soya
- 1 cucharada de vinagre de arroz sin especias
- ½ cucharadita de sal kosher y ½ cucharadita de pimienta negra recién molida
- 3 cucharadas de aceite de pepita de uva, de girasol o de coco
- 2 escalonias cortadas en anillos finos
- 1 chile jalapeño desvenado y sin semillas, finamente picado
- 500 g de pollo o pavo molido
- ⅓ de taza de cacahuates tostados, picados
- ½ taza de hojas de menta fresca, picadas
- 8 hojas de lechuga romana grandes
- ½ pepino, partido a la mitad a lo largo y finamente rebanado a lo ancho

1. En un tazón chico, mezcla el jugo de limón, la salsa de pescado o de soya, el vinagre, la sal y el chile hasta que todo se incorpore bien.

2. En un sartén antiadherente de 30 cm de diámetro, calienta el aceite a fuego medio alto o hasta que salte. Agrega las escalonias y el chile y deja cocer por 3 o 4 minutos, revolviendo constantemente, hasta que todo se suavice. Añade el pollo y déjalo cocer por 5 o 6 minutos, mientras desmenuzas la carne con una espátula, hasta que se cueza por completo y no queden trocitos crudos.

3. Añade la mezcla del jugo de limón al sartén; espera hasta que el líquido espese y cubra toda la carne. Aparta el sartén del fuego e incorpora los cacahuates y las hojas de menta.
4. Para servir, alinea las hojas de lechuga, cúbrelas con las rebanadas de pepino y coloca la mezcla de pollo encima.

ESTOFADO DE POLLO Y BRÓCOLI

4 PORCIONES

- 250 g de brócoli, cortado en floretes
- 2 tazas de pollo cocido y deshebrado
- 170 g de queso crema
- 1 taza de queso cheddar rallado
- ½ taza de leche de almendra
- 1 cucharada de mostaza Dijon
- 1 cucharadita de polvo de ajo
- ¼ de cucharadita de sal
- ¼ de cucharadita de pimienta negra molida
- ¼ de taza de albahaca fresca picada
- ¼ de taza de mayonesa
- ¼ de taza de queso parmesano rallado

1. Precalienta el horno a 180 °C.
2. Coloca los floretes de brócoli en una olla mediana con agua a fuego alto hasta que hiervan o estén al dente. Escúrrelos bien, luego añádelos al tazón grande del pollo.
3. En un sartén pequeño, cocina a fuego lento el queso crema, el queso cheddar, la leche de almendra, la mostaza, el polvo de ajo, la sal y la pimienta. Bate vigorosamente hasta que la salsa obtenga una consistencia suave y tersa.
4. Vierte la salsa caliente sobre el brócoli y el pollo, agrega la albahaca y la mayonesa y revuelve bien.
5. Pasa toda esta mezcla a una cacerola de vidrio y espolvorea el queso parmesano encima.
6. Hornea por 15 o 20 minutos, o hasta que toda la cacerola esté caliente y el queso esté ligeramente dorado. Sirve caliente.

SALMÓN TOSTADO CON MISO CÍTRICO Y EJOTES

4 PORCIONES

- 3 cucharadas de miso blanco
- 2 cucharadas de aceite de pepita de uva o de girasol
- 2 cucharadas de jugo de naranja recién exprimido
- 1 cucharada de jugo de limón recién exprimido (más algunas mitades para emplatar)
- 2 cucharadas de salsa de soya baja en sodio
- 500 g de ejotes sin puntas
- 4 filetes de salmón con piel (cada uno de 170 g aproximadamente)
- 1 cucharadita de semillas de ajonjolí tostado

1. Precalienta el horno a 230 °C y coloca la parrilla en el nivel de en medio. Engrasa una charola gruesa con aceite en aerosol.

2. En un tazón chico, mezcla el miso, el aceite, los jugos de naranja y limón y la salsa de soya hasta que todo quede bien incorporado. En un tazón grande, mezcla la cucharada de la mezcla del miso con los ejotes hasta que los cubra por completo.

3. Con una brocha barniza el resto de miso en los filetes de salmón de cabo a rabo y a los lados; deja reposar a temperatura ambiente durante más o menos 10 minutos.

4. Distribuye los ejotes en la charola para hornear y métela al horno. Déjalos por 6 minutos, hasta que se doren y chisporroteen. Saca la charola del horno y con mucho cuidado revuelve los ejotes. Usando unas pinzas, acomoda el salmón encima de los ejotes. Vuelve a meter la charola al horno y deja cocer por 10 minutos, hasta que el salmón quede firme al tacto y su parte más gruesa alcance los 48 °C en un termómetro de carne.

5. Retira la charola del horno y deja enfriar por unos 10 minutos. Una vez que emplates el salmón y los ejotes, espolvoréalos con el ajonjolí y coloca unas mitades de limón al lado para exprimirlas antes de comer.

GUISADO DE BACALAO CON COCO AL CURRY, CAMARONES E HINOJO

4 PORCIONES

- 2 cucharadas de aceite de pepita de uva o de girasol
- 1 bulbo de hinojo grande, cortado, descorazonado y rebanado finamente
- 2 dientes de ajo, rebanado finamente
- ½ cucharadita de sal kosher y pimienta negra recién molida (más de ser necesario)
- 1 botella de 225 g de jugo de almeja
- 1 chile serrano o jalapeño, desvenado, sin semillas, cortado a la mitad a lo largo
- 1 lata de 400 g de leche de coco sin endulzar
- 1 jitomate maduro grande (de 340 g aprox.), sin corazón, sin semillas y picado
- 500 g de filete de bacalao cortado en trozos de 2.5 cm aproximadamente
- 340 g de camarones medianos, pelados y sin cola
- 2 cucharadas de jugo de limón recién exprimido (más algunas mitades para emplatar)
- ½ taza de albahaca fresca finamente picada (o también puede ser perejil)

1. En un sartén de 30 cm de diámetro o en una cacerola tipo horno holandés, calienta el aceite a fuego medio hasta que salte. Añade el hinojo, el ajo, la sal y la pimienta; deja que se cueza por 10 o 12 minutos, revolviendo constantemente, hasta que la mezcla quede suave.

2. Añade el jugo de almeja y el chile serrano, cocina por 5 minutos y espera a que suelte el hervor. Agrega la leche de coco y el jitomate picado, disminuye a fuego medio bajo y deja cocer por 5 o 6 minutos, hasta que el jitomate se empiece a deshacer. Añade el bacalao y los camarones y deja cocer por 2 minutos, revolviendo suavemente, hasta que el líquido vuelva a soltar el hervor. Retira el sartén del quemador, tápalo y deja reposar durante 8 o 10 minutos; el mismo calor del sartén hará que se terminen de cocer el pescado y los camarones.

3. Quita la tapa, revuelve suavemente, saca el chile serrano y añade el jugo de limón y la albahaca. Sirve en 4 tazones y acompaña con mitades de limón.

TALLARINES DE CALABACITA CON CAMARÓN EN SALSA CREMOSA DE PARMESANO AL AJILLO

4 PORCIONES

- 1 taza de crema agria espesa
- 3 dientes de ajo grandes, machacados
- 1 cucharadita de sal kosher, más si es necesario
- ½ cucharadita de pimienta negra recién molida, más si es necesario
- 500 g de camarones grandes, pelados y sin cola
- ½ taza de queso parmesano rallado, más si es necesario
- 340 g de tallarines de calabacita fresca (zucchini) o calabaza de Castilla (ayote) (puedes hacer los tallarines usando un espiralizador)
- ½ taza de albahaca fresca picada (o perejil)

1. En un sartén de 30 cm de diámetro a fuego medio alto, vierte la crema y el ajo y espera a que suelte el hervor. Luego baja la llama a fuego medio y sigue cocinando por 5 o 6 minutos hasta que el líquido espese. Agrega la sal, la pimienta y el camarón; cocina por 3 o 4 minutos, revolviendo constantemente, hasta que el camarón adquiera un tono rosa.

2. Añade el queso parmesano y los tallarines de calabacita, deja cocer por 2 minutos, moviendo un poco hasta que el camarón se cueza por competo y los tallarines se mantengan firmes. Prueba la salsa y sazona con sal y pimienta. Retira los dientes de ajo y deséchalos.

3. Quita el sartén del quemador y añade la albahaca. Sirve la «pasta» y viértele encima queso parmesano rallado adicional.

BISTECS CRUJIENTES DE COLIFLOR CON CALABACITA «GHANOUSH»

4 PORCIONES

- 2 cabezas de coliflor (cada una de más o menos un kilo), quita las hojas, pero deja los corazones intactos.
- 1 cucharada de paprika dulce (más si es necesario)
- Sal kosher y pimienta negra recién molida
- Aceite de oliva extravirgen
- 2 dientes de ajo, picados

- 500 g de calabazas sin tallo, cortadas en cubos
- ¼ de taza de tahini
- ¼ de taza de yogur griego
- 2 cucharadas de jugo de limón recién exprimido
- 2 cebollas de cambray, rebanadas finamente (opcional)

1. Precalienta el horno a 230 °C y coloca la parrilla en el centro. Engrasa una charola honda con aceite en aerosol.

2. Coloca las cabezas de coliflor bocarriba sobre una tabla de cortar. Con un cuchillo afilado, corta 2 rebanadas de 2.5 cm de ancho del centro de la coliflor; coloca los «bistecs» de coliflor en la charola para hornear uno al lado del otro. Luego corta el resto de la coliflor en trozos grandes y resérvalos.

3. En un tazón pequeño, mezcla la paprika, 1 cucharadita de sal y ½ cucharadita de pimienta hasta que se integren los ingredientes. Rocía más o menos dos cucharadas de aceite de oliva sobre los bistecs de coliflor y esparce equitativamente por la superficie. Voltea los bistecs y barnízalos de ese lado. Espolvorea la mezcla de paprika sobre la coliflor. Hornea entre 30 y 35 minutos, hasta que los bistecs

se doren por las orillas y se sientan tiernos al perforarlos con un cuchillo. Voltéalos una vez durante este proceso.

4. Mientras tanto, calienta una cucharada de aceite en un sartén de 30 cm de diámetro a fuego medio alto. Agrega la coliflor en trozos y sazona ligeramente con sal y pimienta. Deja cocer por 5 minutos, mientras revuelves, hasta que las orillas de la coliflor comiencen a dorarse. Vierte ¼ de taza de agua en el sartén, tápala y deja cocinar por 10 minutos, hasta que la coliflor esté tan suave que se desmorone. Pásala a un tazón mediano.

5. Regresa el sartén a la estufa y calienta una cucharada de aceite a fuego medio. Agrega el ajo y la calabacita, sazona ligeramente con una pizca de sal y otra de pimienta; revuelve bien, cubre el sartén y cuece por cinco minutos; de vez en cuando revuelve, hasta que la calabacita quede bien suave y comience a desmoronarse. Quita la tapa y sigue cociendo por 3 o 4 minutos más, hasta que el líquido del sartén se evapore.

6. Mientras la calabacita se cuece, tritura los trozos de coliflor con un machacador hasta que formen un puré. Agrega el tahini, el yogur y el jugo de limón y mezcla bien. Vierte la calabacita cocida en la mezcla con media cucharadita de sal y pimienta. Revuelve ligeramente para que todo se incorpore de manera adecuada.

7. Para servir, coloca los bistecs de coliflor en dos platos y vierte la mezcla de la calabacita encima de cada bistec. Espolvorea la paprika generosamente, y si decidiste usar las cebollitas de cambray, ponlas como guarnición.

ROLLATINI DE BERENJENA A LOS TRES QUESOS Y ESPÁRRAGOS CON PESTO

4 PORCIONES

- 2 berenjenas medianas (como de 500 g cada una)
- 3 cucharadas de aceite de oliva extravirgen
- Sal kosher y pimienta negra recién molida
- 500 g de espárragos medianos, cortados a la mitad
- 225 g de queso mozzarella entero, rallado
- 55 g de queso provolone o Asiago, rallado
- ¼ de taza de queso parmesano rallado
- 1 cucharadita de orégano seco
- 1 taza de pesto preparado
- Piñones tostados (opcional, para la guarnición)

1. Precalienta el horno a 220 °C y pon dos parrillas: una en el nivel más alto y otra en el último.

2. Rebana la berenjena a lo largo (transversalmente, para luego hacerlas rollito), en rebanadas de 60 mm de ancho y colócalas en una charola para hornear (una sola capa). Barnízalas de ambos lados con 2 cucharadas de aceite de oliva y sazona generosamente con sal y pimienta. Coloca los espárragos en un recipiente que se pueda meter al horno, rocíalos con la otra cucharada de aceite de oliva y sazona con sal y pimienta. Coloca la berenjena en la parrilla de abajo y los espárragos, en la de arriba. Hornea por 10 minutos, hasta que la berenjena se suavice pero sin que llegue a dorarse. Saca los vegetales del horno y déjalos reposar hasta que se enfríen lo suficiente para manipularlos.

3. Mientras tanto, en un tazón mediano, vierte los quesos y el orégano hasta que todo quede bien mezclado. Reserva ½ taza de esta mezcla. Extiende las rebanadas de berenjenas, ya frías, en una superficie de trabajo y coloca 2 varitas de espárragos en el centro de cada rebanada de berenjena. Distribuye equitativamente la mezcla de queso encima de cada rebanada de berenjena y enrolla con firmeza. Coloca los rollos en el recipiente del horno, en una sola capa.

4. Con una cuchara, reparte el pesto de forma equitativa sobre los rollos y distribuye la mezcla de queso que reservaste por encima. Hornea durante 12 o 15 minutos, hasta que la salsa burbujee y el queso se derrita y comience a dorarse.

5. Retira el recipiente del horno y deja reposar y enfriar por 10 minutos. Para servir los rollatini, espolvorea los piñones encima, si así lo decidiste.

FILETE DE RES CON QUESO FILADELFIA Y JITOMATES GRATINADOS

4 PORCIONES

- 2 jitomates de bola grandes, cada uno cortado en 4 rebanadas (cada una de 1 cm de grosor)
- 2 cucharadas de aceite de oliva extravirgen
- Sal kosher y pimienta negra recién molida
- 1 cebolla amarilla mediana, rebanada
- 1 pimiento morrón, rebanado finamente
- 500 g de res rasurada (destazada en tiras delgadas y cortas)
- 2 cucharadas de mantequilla
- 8 rebanadas de queso provolone, cortado en trozos, o 225 g en tiras

1. Precalienta el asador con la parrilla posicionada a 15 cm del fuego. Coloca una rejilla de metal sobre una charola para hornear y rocíale aceite en aerosol.

2. Acomoda los jitomates en una sola capa encima de la rejilla; rocíales 1 cucharada de aceite y sazona con media cucharadita de sal y pimienta. Coloca la charola en el asador y cuece por 6 u 8 minutos, hasta que los jitomates burbujeen y comiencen a tostarse de las orillas. Quita la charola del horno, pero deja el asador encendido.

3. Calienta el aceite restante en un sartén antiadherente de 30 cm de diámetro a fuego medio alto, hasta que salte. Agrega la cebolla, el pimiento morrón, media cucharadita de sal y media de pimienta y deja cocer por 8 o 10 minutos, revolviendo con frecuencia, hasta que la cebolla se acitrone. Pasa los vegetales a un tazón grande.

4. Pon el sartén a fuego medio alto y, cuando esté bien caliente, agrega la res formando una capa uniforme. Sazona ligeramente con sal y pimienta y deja cocer, sin revolver, hasta que la carne esté dorada en la base, pero aún rosa. Pasa la carne al tazón con los vegetales, agrega la mantequilla y revuelve. Añade la mitad del queso en trozos y mezcla hasta incorporar todo.

5. Con una cuchara grande, divide la mezcla de carne equitativamente entre las rebanadas de jitomate para que quede un montecito de relleno sobre cada rebanada. Distribuye el resto del queso en trozos sobre cada rebanada de jitomate. Asa por 2 o 3 minutos, hasta que la mezcla se caliente y sisee, y el queso se derrita y comience a dorarse.

6. Deja enfriar 5 minutos antes de servir.

FALDA DE RES UNTADA CON MANTEQUILLA DE CHIPOTLE Y BRÓCOLI AL LIMÓN

4 PORCIONES

- 1 trozo de 500 g de falda de res
- 1 cucharadita de sal kosher (más si es necesario)
- ½ cucharadita de pimienta negra recién molida, más si es necesario
- 1 cucharadita de comino molido
- 1 cucharadita de cilantro
- ½ cucharadita de chile o chipotle en polvo
- ¼ de aceite de oliva extravirgen
- 4 cucharadas de mantequilla untable
- 1 lata de chipotles adobados, picados finamente
- 500 g de floretes de brócoli
- Ralladura de 1 limón (más algunas mitades para emplatar)
- ½ taza de cilantro fresco picado (opcional, para servir)

1. Precalienta el horno a 250 °C.
2. Con toallas de papel, absorbe el agua de la carne dándole palmaditas. En un tazón chico, mezcla 1 cucharada de sal, media cucharada de pimienta, el comino, el cilantro y el polvo de chipotle hasta que todo quede bien incorporado. Reserva una cucharada de la mixtura de estas especias para más tarde. Barniza ambos lados de la carne con una cucharada de aceite de oliva y espolvorea equitativamente el resto de la mixtura por ambos lados, y luego frótala en la carne.
3. En un tazón pequeño, machaca la mantequilla con el chipotle picado y una pizca de sal hasta que los ingredientes se incorporen bien. Reserva para más tarde.
4. Coloca los floretes de brócoli en una charola para hornear, previamente engrasada con aceite de oliva, y cúbrelos por ambos lados

con la mezcla de especias que guardaste. Hornéalos durante 10 o 12 minutos, hasta que se tuesten y los bordes estén crujientes; voltéalos una vez durante este proceso. Saca la charola del horno, vierte el brócoli caliente en un tazón y échale la raspadura de limón. Sazona con sal y pimienta si es necesario.

5. Calienta las dos cucharadas de aceite restantes en un sartén a fuego medio alto. Agrega la carne y déjala cocer por 4 o 5 minutos sin revolverla, hasta que la base esté dorada. Voltea la carne, baja a fuego medio y deja que se cueza por 4 o 5 minutos más, hasta que la carne esté firme al tacto y, para término medio, un termómetro de carne que marque 52 °C. Coloca la carne en un platón y déjala reposar durante 10 minutos.

6. Mientras tanto, retira el sartén del calor y agrega la mantequilla de chipotle, revolviendo y sacando cualquier moronita tostada conforme se derrita la mantequilla; deja la salsa en el sartén.

7. Vierte los jugos que haya sacado la carne en el sartén con la salsa de mantequilla. Corta la carne a lo largo en rebanadas delgadas y colócalas en el plato. Rocía la salsa de mantequilla sobre la carne y espolvorea el cilantro (si optaste por usarlo); sirve con el brócoli y las mitades de limón para exprimirlas antes de comer.

PUNTAS DE RES A LA SALISBURY Y CHAMPIÑONES CON MANTEQUILLA DE ROMERO Y ENSALADA DE JITOMATE FRESCO

4 PORCIONES

- 500 g de carne de res molida, de preferencia 80% magra
- 1 cebolla dulce, picada finamente
- 2 huevos, batidos
- 1 cucharada de salsa inglesa o de soya
- Sal kosher y pimienta negra recién molida
- ¼ de taza de galletas saladas bajas en carbohidratos, bien machacadas
- 2 cucharadas de aceite de oliva extravirgen (más de ser necesario)
- 4 cucharadas de mantequilla
- 500 g de champiñones cremini, finamente rebanados
- 1 cucharada de romero fresco picado o 1½ cucharaditas del seco
- 1 cucharadita de jengibre fresco picado finamente o ½ cucharadita del seco
- 500 g de jitomates maduros y de preferencia heirloom, rebanado finamente
- 2 cucharaditas de vinagre de vino tinto
- ½ taza de albahaca fresca en trozos o 2 cucharaditas de la seca

1. Vierte la carne y la cebolla en un tazón mediano. En un tazón chico, bate los huevos, la salsa inglesa (o de soya), la sal y la pimienta, hasta que todo se incorpore bien. Agrega las galletas machacadas, revuelve para integrar todo y deja reposar por 5 minutos para que se suavice. Agrega la mezcla de huevo a la carne y, usando tus manos, manipula bien todos los ingredientes. Divide la mezcla en 4 partes iguales y haz tortitas de más o menos 1 cm de grosor.

2. Calienta el aceite en un sartén antiadherente a fuego medio alto, hasta que empiece a saltar. Agrega las tortitas de carne y déjalas cocer por 4 o 5 minutos, hasta que la base se dore. Voltea las tortitas, baja la llama a fuego medio y déjalas cocer por 4 o 5 minutos más, hasta que las hamburguesas estén firmes al tacto y su centro marque 54 °C en el termómetro. Coloca las hamburguesas en un platón y cúbrelas con papel aluminio para que se mantengan calientes.

3. Agrega al sartén la mantequilla, los champiñones, el romero, el jengibre y una pizca generosa de sal y pimienta y cuece por 8 o 10 minutos a fuego medio alto, revolviendo y removiendo las moronitas quemadas con una espátula de silicón, hasta que los champiñones queden suaves, comiencen a dorarse y hayan soltado todo el líquido.

4. Para servir, agrega a los champiñones el jugo que escurrió de las hamburguesas y revuelve. Divide los jitomates equitativamente en 4 platos, rocíales el vinagre y un poco de aceite de oliva. Sazónalos con sal y pimienta, espárceles la albahaca, colócales las puntas a la Salisbury encima y cúbrelos con los champiñones.

PUNTAS DE RES A LA SALSA CAZADORA CON ARROZ DE COLIFLOR

4 PORCIONES

- 500 g de puntas de res, en piezas de 2.5 cm
- Sal kosher y pimienta negra fresca molida
- 2 cucharadas de aceite de oliva
- 1 cebolla mediana, rebanada
- 3 dientes de ajo, finamente rebanados
- 225 g de champiñones cremini, pelados y partidos en 4
- 1 pimiento morrón chico, sin tallo ni semillas, picado en piezas de 2.5 cm
- 1 pimiento morrón verde chico, sin tallo ni semillas, picado en piezas de 2.5 cm
- 1 lata de 400 ml de puré de jitomate sin azúcar añadida
- 1 pizca de hojuelas de chile de árbol (rojo)
- 4 tazas de trocitos de coliflor crudo
- 3 cucharadas de mantequilla
- 1 puño de hojas de albahaca fresca, trozada, o 1 cucharadita de albahaca seca o de sazonador de hierbas italianas

1. Sazona la carne con 2 cucharaditas de sal y media de pimienta negra.

2. Calienta el aceite en un sartén antiadherente de 30 cm de diámetro a fuego medio alto, hasta que salte. Agrega las puntas de filete distribuyéndolas para que cubran toda la superficie del sartén y déjalas cocer entre 2 y 3 minutos, sin revolverlas, hasta que queden doradas de la base. Revuelve y déjalas cocer hasta que la superficie de la carne ya no se vea rosa. Colócalas en un platón.

3. Agrega al sartén la cebolla, el ajo, los champiñones, la media cucharadita de sal y otra media de pimienta y deja que los champiñones

se cuezan por 6 u 8 minutos, revolviendo de vez en cuando, hasta que la cebolla y los champiñones estén suaves y comiencen a dorarse. Agrega los pimientos morrones picados y deja cocer 5 minutos más, hasta que se suavicen. Vierte el puré de jitomate y las hojuelas de chile hasta que suelte el hervor. Cubre el sartén, baja la llama a fuego medio y deja cocer otros 6 u 8 minutos, hasta que los vegetales estén muy suaves.

4. Mientras tanto, coloca los trocitos de coliflor en un tazón que puedas meter al microondas con 1 cucharada de agua, media cucharadita de sal y un cuarto de cucharadita de pimienta negra, y cúbrelo con una tapa. Calienta por 4 minutos. Saca el tazón del microondas, quita la tapa con cuidado y vierte la mantequilla hasta que se derrita.

5. Cuando los pimientos morrones del sartén estén suaves, agrega las puntas de res con todo y su jugo y deja cocer por 2 minutos; revuelve hasta que la carne esté completamente caliente pero aún rosa en el centro. Retira el sartén del fuego y vierte las hojas de albahaca o las especias secas y deja reposar por 5 minutos antes de servir.

6. Sirve las puntas de res sobre una cama del arroz de coliflor a la mantequilla.

BOWL **DE ENCHILADAS**

2 PORCIONES

- 1 cucharada de aceite de oliva extravirgen
- ½ taza de cebolla picada
- ½ pimiento morrón, picado
- 50 g de chiles verdes, picados
- ½ cucharadita de sal de mar
- ¼ de cucharadita de pimienta
- 2 cucharadas de condimento para tacos
- 1½ tazas de pollo cocido deshebrado
- ½ taza de queso cottage
- ¾ de taza de queso cheddar deshebrado
- 170 ml de salsa roja para enchiladas
- 2 tazas de trocitos de coliflor cocida

1. Precalienta el horno a 200 °C.
2. A fuego medio, calienta el aceite de oliva en un sartén grande que puedas meter al horno.
3. Vierte la cebolla picada y la pimienta, y sofríe por 10 minutos, hasta que se suavice.
4. Baja el fuego, vierte los chiles picados y revuelve, añade un cuarto de taza de agua, sal, pimienta y el condimento para tacos. Sigue revolviendo hasta que el condimento se disuelva.
5. Agrega el pollo, el queso cottage, la mitad del queso cheddar y la salsa roja para enchiladas. Revuelve hasta que todos los ingredientes se integren por completo.
6. Esparce el resto del queso cheddar sobre el platillo.
7. Hornea por 10 o 15 minutos, o hasta que el queso comience a dorarse de las orillas.
8. Sirve sobre una cama de arroz de coliflor. ¡Buen provecho!

POWER BOWL **DE BUDA**

2 PORCIONES

- 4 tazas de espinacas
- 1 cucharada de aceite de oliva extravirgen
- 1 taza de trocitos de coliflor
- Sal de mar y pimienta negra recién triturada
- 1 aguacate grande, sin hueso, pelado y rebanado
- 1 rábano
- 1 zanahoria mediana
- ½ taza de col morada rallada
- ½ taza de garbanzos cocidos
- 1 cucharada de semillas de ajonjolí
- Jugo de 1 limón grande recién exprimido
- Salsa tahini, para servir

1. Divide la espinaca en dos tazones.
2. Calienta el aceite de oliva en un sartén a fuego alto, luego añade los trocitos de coliflor y sofríe por unos cuantos minutos. Sazona ligeramente con sal y pimienta.
3. Distribuye el arroz de coliflor entre los tazones y acomoda las rebanadas de aguacate encima.
4. Rebana el rábano en rodajas delgadas y usa un pelador para hacer tiras de zanahoria. En un tazón separado, vierte el jugo de limón, la col, las rebanadas de rábano, los garbanzos, el ajonjolí y la zanahoria. Divide la mezcla y agrega la mitad en cada tazón.
5. Sazona con pimienta y sirve con la salsa tahini.

ROLLO DESPARRAMADO DE HUEVO

2 PORCIONES

- 1 cucharada de aceite de oliva extravirgen (más lo necesario para dorar)
- 250 g de carne de res o cerdo molida
- ½ cucharadita de ajo picado finamente
- 170 g de col rallada
- 2 cucharadas de salsa de soya baja en sodio
- 1 huevo batido
- 2 cucharaditas de salsa picante (más si es necesario)
- 1 cucharada de aceite de ajonjolí

1. Vierte una pequeña cantidad de aceite de oliva en un sartén grande a fuego medio y cuece la carne de res o cerdo por 8 o 10 minutos, hasta que se dore por completo.
2. Escurre la carne, luego añade y fríe el ajo por 1 minuto, evitando su sobrecocción.
3. Añade la col y la salsa de soya, sofríe hasta que se suavice.
4. Mueve todo hacia una orilla del sartén, de modo que haya espacio para batir el huevo. Vierte la salsa picante en el huevo mientras se cuece.
5. Una vez que el huevo se coció, divide los ingredientes en porciones iguales y acomódalos en dos tazones o platos. Rocía el aceite de ajonjolí y agrega más salsa picante o de soya a tu gusto.

POWER BOWL **DE SALMÓN Y AGUACATE**

2 PORCIONES

El *bowl*

- 170 g de salmón, sin piel
- ½ cucharadita de sal
- 2 tazas de espinaca *baby*, lavada y seca
- 1 pepino mediano, pelado y en cubitos
- 1 taza de floretes de coliflor cocida
- ½ aguacate grande, sin hueso ni cáscara, rebanado
- 1 taza de jitomates cherry, partidos a la mitad
- ½ taza de queso feta desmoronado
- 1 rábano chico, rebanado

Aderezo cremoso de eneldo

- ½ taza de mayonesa
- 2 cucharadas de aceite de oliva extravirgen
- ½ taza de yogur griego natural entero
- 1 cucharada de ralladura de limón
- 1 cucharadita de jugo de limón
- 1 cucharadita de mostaza Dijon
- 1 diente de ajo, picado finamente
- ¼ de taza de eneldo fresco, picado
- Sal kosher y pimienta negra recién molida

1. Precalienta el horno a 180 °C. Forra con papel aluminio una charola para hornear.

2. Agrega todos los ingredientes del aderezo en un tazón pequeño y bate hasta que todo quede bien mezclado.

3. Sazona el salmón con la sal, luego colócalo en la charola; hornea hasta que el salmón llegue a la temperatura deseada (un término medio requiere, más o menos, 6 minutos y tres cuartos de cocción, 11 minutos). Una vez que se enfríe, corta el salmón en trozos uniformes.

4. Divide el salmón, la espinaca, el pepino, la coliflor, el aguacate y los jitomates equitativamente entre los tazones. Espolvorea con queso feta y rebanadas de rábano. Rocía el aderezo cremoso de eneldo y sirve.

BOWL **DE ALBÓNDIGAS**

2 PORCIONES

Albóndigas

- 500 g de carne molida de res magra
- ¼ de taza de pan molido keto
- 2 cucharadas de salsa de soya
- ½ cucharadita de sriracha (salsa oriental picante)
- ¼ de taza de cebolla blanca en cubos
- ¼ de cucharadita de sal kosher
- ¼ de cucharadita de pimienta negra molida

El *bowl*

- 1 pepino mediano, pelado y picado
- 2 cucharadas de vinagre de arroz
- 1 cucharadita de hojuelas de chile rojo (opcional)
- 2 tazas de trocitos de coliflor cocida

Salsa

- ⅓ de mayonesa
- ½ cucharadita de cebolla en polvo
- 2 cucharaditas de sriracha
- 1 diente de ajo, picado finamente
- 1 cucharadita de mostaza Dijon
- 1 cucharada de cátsup baja en azúcar
- 1 cucharadita de salsa inglesa

1. Precalienta el horno a 200 °C.

2. En un tazón grande, mezcla la carne molida, el pan molido, la salsa de soya, la sriracha, la cebolla, la sal y la pimienta. Forma 8 albóndigas.

3. En un tazón mediano, mezcla el pepino, el vinagre de arroz y las hojuelas de chiles (si optaste por usarlas). Remueve el pepino para que se cubra bien y guárdalo en el refrigerador.

4. Acomoda las albóndigas en una charola para hornear cubierta de papel encerado y hornea por 10 o 15 minutos, hasta que queden bien cocidas.

5. Para hacer la salsa, en un tazón mediano mezcla bien la mayonesa, la cebolla en polvo, la sriracha, el ajo, la mostaza, la cátsup y la salsa inglesa.

6. Una vez que las albóndigas estén bien cocidas, añádelas al tazón de la salsa y remueve para que queden bien cubiertas. Distribuye el arroz de coliflor y el pepino en dos tazones, luego divide las albóndigas en cada uno.

7. Sirve caliente.

BOWL DE HAMBURGUESA BAJO EN CARBOHIDRATOS

2 PORCIONES

Hamburguesa

- 500 g de carne molida de res
- ¼ de cucharadita de sal
- ¼ de cucharadita de pimienta negra molida
- ½ cucharadita de ajo en polvo
- ⅓ de taza de queso cheddar rallado
- ½ cucharadita de salsa inglesa
- ½ cucharadita de mostaza Dijon

El *bowl*

- 2 tazas de lechuga en trozos
- ⅓ de taza de cebolla morada rebanada o en cubos
- ½ taza de jitomates cherry rebanados
- 1 aguacate mediano, sin hueso ni semilla, rebanado
- ½ taza de queso cheddar rallado
- 2 cucharadas de aderezo para ensaladas bajo en carbohidratos

1. Coloca la carne en un sartén a fuego medio y déjala cocer mientras la desmoronas con una espátula.

2. Antes de que la carne se cueza por completo, agrega la sal, la pimienta y el ajo en polvo. Luego escúrrela y baja a fuego lento; agrega el queso, la salsa inglesa y la mostaza Dijon, revolviendo frecuentemente hasta que el queso se derrita.

3. Coloca una cama de lechuga en dos tazones, luego, sobre las hojas, sirve la carne, la cebolla morada, los jitomates, el aguacate y el queso rallado. Rocía una cucharada de aderezo en cada tazón.

BOWL DE BURRITO DE POLLO

2 PORCIONES

- 2 cucharadas de aceite de oliva extravirgen
- ¼ de cucharadita de ajo en polvo
- 3 cucharadas de jugo de limón recién exprimido
- ½ cucharadita de chile en polvo
- ½ cucharadita de sal
- ½ cucharadita de comino
- 170 g de pechuga de pollo deshuesada, sin piel
- ½ taza de pimiento morrón picado
- 2 tazas de trocitos de coliflor
- ½ taza de jitomate fresco picado
- ½ aguacate, sin hueso ni cáscara, en cubitos
- ¼ de taza de queso cheddar, rallado
- ½ taza de cebolla morada, picada
- ¼ de taza de cilantro fresco, picado

1. Para marinar el pollo, en un tazón chico, mezcla 1½ cucharaditas del aceite, el ajo en polvo, el jugo de limón, el chile en polvo, la sal y el comino. Baña la pechuga de pollo y déjala reposar durante 1 o 2 horas.

2. Retira el pollo del marinado, colócalo en un sartén y cuece a fuego medio por 6 u 8 minutos. Cuando esté cocido, déjalo enfriar, luego córtalo en cubos o trozos pequeños.

3. A fuego medio, cocina el pimiento morrón picado con un poco de aceite en el sartén. Déjalo cocer hasta que se suavice. Regresa el pollo al sartén con el pimiento morrón y continúa cociendo a fuego lento.

4. En otro sartén grande, agrega los trocitos de coliflor y el aceite restante, sofríe a fuego medio mientras revuelves. Después de unos

minutos, baja el fuego, tapa el sartén y espera de 3 a 5 minutos, hasta que suelte el hervor. Quita la tapa, revuelve la coliflor y deja que el líquido se evapore.

5. En dos tazones, vierte una taza de arroz de coliflor en cada uno. Coloca el pollo encima junto con el jitomate, el aguacate, la cebolla y el cilantro. Sirve caliente.

POKE BOWL

2 PORCIONES

Salsa de mayonesa y especias

- 3 cucharadas de mayonesa
- 2 cucharaditas de aceite de ajonjolí
- Jugo fresco de medio limón
- 2 cucharadas de sriracha

El *bowl*

- 170 g de atún o salmón, cortados en cubos de 2.5 cm
- ½ taza de cebollines
- ¼ de taza de cebolla blanca
- 1 pepino mediano, pelado y en cubos
- ½ aguacate grande, sin hueso ni cáscara, en cubitos
- 2 cucharadas de salsa de soya baja en sodio
- 85 g de ensalada primavera
- ⅓ de taza de nuez de Castilla, pecana o de macadamia, picada
- 1 cucharadita de semillas de ajonjolí negro

1. Para hacer la salsa picante, en un tazón chico, mezcla la mayonesa, el aceite, el jugo de limón y la sriracha.
2. En un tazón mediano, mezcla el pescado, los cebollines, la cebolla, el pepino, el aguacate y la salsa de soya. Revuelve suavemente, luego agrega la salsa picante de mayonesa, y guarda una cucharada para rociar al final.

3. Troza las hojas de la mezcla primavera en piezas más pequeñas y divídelas en los dos tazones.

4. Vierte la mezcla de pescado en las hojas con un cucharón. Cubre con las nueces y las semillas de ajonjolí y espolvorea con el resto de la salsa picante de mayonesa.

BOWL **DE FILETE DE RES CON QUESO FILADELFIA**

2 PORCIONES

- 2 cucharadas de aceite de aguacate (más si es necesario)
- 1 cebolla chica, rebanada finamente
- 110 g de champiñones, finamente rebanados
- 1 diente de ajo, picado
- ½ pimiento morrón verde, rebanado finamente
- ½ pimiento morrón, rebanado finamente
- 1 filete de ribeye de 170 g, rebanado finamente
- Sal de mar y pimienta negra
- 2 rebanadas de queso provolone

1. En un sartén grande, a fuego medio alto, vierte el aceite. Agrega la cebolla, los champiñones, el ajo y los pimientos morrones; sofríe hasta que los champiñones y los pimientos morrones estén ligeramente dorados y la cebolla, traslúcida. Saca todo del sartén y déjalo aparte.

2. Sazona las tiras de filete con sal y pimienta. Mantén el fuego medio alto y agrega un poco de aceite al sartén. Una vez que esté caliente, añade el filete y déjalo cocer por 5 minutos más o menos. Revuelve de vez en cuando para que no se queme la carne.

3. Disminuye el fuego y vierte de nuevo los vegetales al sartén. Mezcla bien. En el mismo sartén, divide dos porciones iguales y cubre cada una con una rebanada de queso provolone. Una vez que el queso se haya derretido, coloca una porción del filete y otra de vegetales en cada tazón. Sirve caliente.

COLACIONES

Esferas de tocino y guacamole 205

Esferas de aguacate con tocino 207

Bocadillos de espárragos envueltos en tocino 208

Galletas de chispas de chocolate bajas en carbohidratos 209

Frituras de aguacate 210

Esferas de hamburguesa 212

Esferas de masa para galletas 213

Pimientos morrones rellenos de carne 214

ESFERAS DE TOCINO Y GUACAMOLE

4 PORCIONES

2 ESFERAS POR PORCIÓN

- 5 rebanadas grandes de tocino
- 1 aguacate chico
- 1 diente de ajo, machacado
- ½ cucharadita de comino
- ¼ de taza de mantequilla untable
- 2 cucharadas de cilantro fresco, picado
- 2 cucharadas de jugo de limón recién exprimido
- ½ cucharadita de chile en polvo
- ½ cebolla chica, en cubos
- Sal kosher y pimienta negra recién molida

1. Precalienta el horno a 190 °C.
2. Coloca papel encerado sobre una charola para hornear y acomoda el tocino; asegúrate de que las rebanadas no se toquen.
3. Cocina el tocino en el horno hasta que esté a punto de volverse crujiente, pero sin cocerse de más. Esto debe tomar entre 10 y 12 minutos. Luego, déjalo reposar aparte.
4. Corta el aguacate a la mitad, quítale el hueso y la cáscara. Coloca el aguacate, el ajo, el comino, la mantequilla, el cilantro, el jugo de limón y el chile en un tazón mediano y machaca bien. Agrega la cebolla y mezcla. Sazona con sal y pimienta al gusto.
5. Cubre el tazón y refrigera el guacamole durante 30 minutos.
6. Troza el tocino en pedazos más chicos sobre la charola para hornear.

7. Saca el guacamole del refrigerador y haz 8 bolitas con una cuchara. Rueda cada bolita en la capa de trocitos de tocino hasta que queden bien cubiertas. Coloca las bolitas en una charola aparte. Sirve a temperatura ambiente. (Nota: puedes refrigerar las sobras para comerlas después; en un contenedor hermético, duran hasta una semana).

ESFERAS DE AGUACATE CON TOCINO

2 PORCIONES

- 1 aguacate grande
- ½ taza de queso cheddar rallado
- 4 rebanadas de tocino

1. Precalienta el horno a 230 °C. Coloca papel encerado sobre una charola para hornear.
2. Corta el aguacate a la mitad a lo ancho, quítale la cáscara y el hueso.
3. Con una cuchara, saca un poco de la carne del centro del aguacate para crear un hueco donde te quepa el queso.
4. Rellena los aguacates con el queso y luego vuelve a unir las mitades. Envuelve el aguacate con las 4 rebanadas de tocino.
5. Coloca el aguacate envuelto en la charola y métdelo al horno por 5 minutos.
6. Una vez que uno de los lados del tocino esté bien cocido, gira el aguacate con unas pinzas y sigue horneando por 5 minutos más, hasta que el otro lado quede cocido.
7. Retira el aguacate del horno y rebánalo a la mitad para hacer 2 porciones. Sirve.

BOCADILLOS DE ESPÁRRAGOS ENVUELTOS EN TOCINO

2 PORCIONES

- 3 varas de espárragos
- 2 rebanadas de tocino
- Aceite de oliva extravirgen para barnizar los espárragos

1. Precalienta el horno a 230 °C. Coloca papel encerado sobre una charola para hornear.
2. Lava los espárragos, luego córtales la base de modo que queden varas de unos 15 cm. Corta cada una a la mitad para hacer 6 piezas de 7.5 cm. Barniza ligeramente cada una con el aceite de oliva.
3. Corta el tocino en tercios, luego envuelve cada pieza de espárrago con el tocino y asegúralas con palillos.
4. Acomoda los espárragos en la charola y hornea hasta que el tocino quede crujiente (aproximadamente por 10 minutos) o según tu consistencia preferida.
5. Deja enfriar por unos minutos, luego, sirve caliente.

GALLETAS DE CHISPAS DE CHOCOLATE BAJAS EN CARBOHIDRATOS

7 PORCIONES

3 GALLETAS POR PORCIÓN

- 3 tazas de harina de almendra
- ½ taza de tu endulzante favorito (fruto del monje, jarabe de yuca o estevia)
- ½ cucharadita de bicarbonato
- ¼ cucharadita de sal
- ½ taza de chispas de chocolate sin azúcar
- 2 huevos
- 1 cucharada de extracto de vainilla puro
- ¾ de taza de aceite de coco o ½ taza de mantequilla derretida

1. Precalienta el horno a 180 °C. Coloca papel encerado sobre una charola para hornear.
2. En un tazón mediano, mezcla la harina, el endulzante, el bicarbonato, la sal y las chispas de chocolate hasta que todo se integre bien.
3. En un tazón aparte, mezcla los huevos, la vainilla y el aceite de coco hasta obtener una mezcla cremosa.
4. Agrega los ingredientes líquidos a los sólidos y revuelve con una batidora o una cuchara hasta formar una masa.
5. En la charola para hornear coloca, con ayuda de una cuchara, bolitas de masa de unos 2.5 cm, luego aplánalas ligeramente y hornéalas por 10 minutos o hasta que se doren.

FRITURAS DE AGUACATE

4 PORCIONES

4 FRITURAS POR PORCIÓN

- ½ taza de almendras molidas
- ½ taza de pan molido keto
- ½ cucharadita de ajo en polvo
- ½ cucharadita de chile en polvo
- ½ cucharadita de comino
- ½ cucharadita de sal de mar
- 2 huevos
- ½ taza de harina de almendra
- 2 aguacates grandes, maduros pero firmes
- Aceite de aguacate en aerosol

1. Precalienta el horno a 220 °C. Coloca papel encerado sobre una charola para hornear y rocíale aceite en aerosol.
2. En un recipiente grande y hondo, mezcla la harina de almendras, el pan molido, el ajo en polvo, el chile en polvo, el comino y la sal. En un tazón pequeño, bate los huevos. Coloca las almendras molidas en otro tazón pequeño. (Nota: los tazones deben ser lo suficientemente grandes para acomodar las rebanadas de aguacate cuando las sumerjas).
3. Quítales el hueso y la cáscara a los aguacates. Corta cada uno en 8 rebanadas.
4. Cubre por completo cada rebanada de aguacate con las almendras molidas y sacude el exceso. Luego, sumerge cada rebanada en la mezcla de huevo hasta cubrirlas por completo. Después, pásalas por la mezcla de pan molido y sacude el exceso.

5. Coloca las rebanadas de aguacate en la charola para hornear que preparaste y rocía aceite en aerosol en cada rebanada. Hornea por 10 o 15 minutos o hasta que queden doradas y crujientes. Sirve caliente o a temperatura ambiente.

ESFERAS DE HAMBURGUESA

5 PORCIONES

2 ESFERAS POR PORCIÓN

- 500 g de carne molida de res
- ¼ de cucharadita de comino
- 1½ cucharaditas de ajo en polvo
- Sal de mar y pimienta negra recién molida
- 1 cucharada de mantequilla fría, dividida en 10 pedazos chicos
- 10 cuadritos de 2.5 cm de queso cheddar

1. Precalienta el horno a 180 °C. Engrasa ligeramente un molde para muffins con aceite en aerosol.
2. En un tazón chico, mezcla el comino, el ajo en polvo, la sal y la pimienta, y sazona bien toda la carne.
3. Forma 10 círculos planos con la carne. Coloca 1 pedazo de mantequilla y 1 cuadrito de queso, luego enrolla hasta formar una bola, de modo que el queso y la mantequilla queden completamente envueltos en el centro de la bola de carne.
4. Acomoda las bolitas en el molde de muffins y hornea por más o menos 15 minutos, hasta que queden bien cocidas. Sirve caliente. (Nota: Para agregar más grasa y sabor, puedes envolver cada esfera con tocino antes de hornear).

ESFERAS DE MASA PARA GALLETAS

20 ESFERAS

2 ESFERAS POR PORCIÓN

- ½ taza de mantequilla untable
- 225 g de queso crema, a temperatura ambiente
- ¼ de taza de tu endulzante favorito (fruto del monje, jarabe de yuca o estevia)
- 1 taza de harina de almendra
- 1 cucharadita de extracto de vainilla
- ⅛ de cucharadita de sal
- ½ taza de chispas de chocolate sin azúcar

1. En un tazón grande, combina la mantequilla, el queso crema y el endulzante; usa una batidora eléctrica hasta obtener una mezcla esponjosa.
2. Añade la harina, la vainilla y la sal, mezcla hasta que todo se integre por completo. Luego vierte las chispas de chocolate y revuelve.
3. Sobre papel encerado, coloca bolitas del tamaño de una cucharada. Refrigéralas o congélalas hasta que se endurezcan a tu gusto.

PIMIENTOS MORRONES RELLENOS DE CARNE

2 PORCIONES

- 2 pimientos morrones chicos
- 1 cucharada de aceite de oliva extravirgen
- 500 g de carne molida de res
- 1 cucharada de sal kosher
- ½ cebolla chica, picada
- 1 diente de ajo, picado finamente
- ½ cucharadita de chile en polvo
- ½ cucharadita de orégano seco
- 1 cucharadita de mostaza marrón
- ¼ de cucharadita de cebolla en polvo
- Pimienta negra molida
- 1 jitomate de bola chico, en cubos

1. Precalienta el asador. Forra una charola para hornear con papel aluminio. De ser posible, coloca la parrilla del horno a 20 cm de la fuente de calor.
2. Corta la parte de arriba de los pimientos morrones y quítales las semillas y venas, luego enjuágalos con agua fría.
3. Hierve agua en una olla grande a fuego alto. Agrega los pimientos morrones, baja la llama y deja que hiervan durante 5 minutos o hasta que se suavicen. Escurre el agua, saca los pimientos morrones y resérvalos.
4. En un sartén mediano, a fuego medio, calienta cucharada y media de aceite de oliva. Dora la carne durante 15 o 20 minutos. Sazona con media cucharadita de sal. Con una cuchara perforada, retira la carne y apártala.
5. Quita el exceso de grasa del sartén y regrésalo al quemador, a fuego medio alto. Agrega la cucharada y media que quedaba de aceite de oliva. Luego añade la cebolla y el ajo, y revuelve por 2 o 3 minutos, hasta que se suavicen y suelten su aroma. Agrega el chile

en polvo, el orégano, la mostaza y la cebolla en polvo; remueve hasta que la cebolla se suavice. Sazona con la sal y la pimienta restantes al gusto.

6. Añade el jitomate. Mezcla hasta que se incorpore y cuece por 3 o 4 minutos, o hasta que suelte el hervor. Agrega la carne y cuece hasta que todo se caliente.

7. Rellena los pimientos morrones con la mezcla de carne y colócalos bocarriba en la charola del asador. Déjalos en la plancha por 3 o 5 minutos, hasta que se calienten por completo. Sirve caliente. (Nota: como colación, solo cómete un pimiento morrón. Si es comida o cena, consume dos).

SMOOTHIES

Smoothie delicia de fresa 217

Smoothie cremoso de aguacate 218

Smoothie mezcla suprema de moras 219

Smoothie suculento de chocolate 220

SMOOTHIE DELICIA DE FRESA

2 PORCIONES

- 1 taza de leche de almendra, de coco o la que prefieras, sin azúcar
- ½ taza de yogur griego natural entero
- 1 taza de hielo triturado
- 1 taza de fresas congeladas, partidas a la mitad

1. En una licuadora de alta velocidad, licúa la leche, el yogur y el hielo hasta que se mezclen bien. Agrega las fresas y licúa al nivel de cremosidad que desees.

2. Vierte el smoothie en dos vasos y disfruta uno de inmediato; guarda el otro para después.

SMOOTHIE CREMOSO DE AGUACATE

2 PORCIONES

- 1 taza de leche de almendra o de coco sin azúcar
- ½ taza de yogur griego natural entero
- ½ cucharadita de extracto de vainilla
- 10 cubitos de hielo
- 1 aguacate grande, sin hueso ni cáscara, rebanado

1. En una licuadora de alta velocidad, licúa la leche, el yogur, la vainilla y el hielo hasta que se incorporen bien.
2. Añade las rebanadas de aguacate y licúa hasta el nivel de cremosidad que desees. Vierte en dos tazas y ¡disfruta!

SMOOTHIE MEZCLA SUPREMA DE MORAS

2 PORCIONES

- 1 taza de leche de almendras o de coco sin azúcar
- ½ taza de yogur griego natural entero
- 1 taza de moras azules y fresas congeladas
- ½ cucharadita de extracto de vainilla
- 5 cubos de hielo

1. En una licuadora de alta velocidad, licúa la leche, el yogurt, las frutas, la vainilla y el hielo hasta que todo quede bien incorporado y en el nivel de cremosidad que desees.
2. Vierte en dos tazas y ¡disfruta!

SMOOTHIE SUCULENTO DE CHOCOLATE

2 PORCIONES

- 1½ tazas de leche de almendra o de coco sin azúcar
- ½ aguacate, sin hueso ni cáscara, rebanado
- ¼ de taza de crema de semillas (por ejemplo, de almendra, de nuez de la India o de avellana)
- ½ cucharadita de extracto de vainilla
- 2 cucharadas de fruto del monje
- 10 cubos de hielo
- 2 cucharadas de cacao sin azúcar en polvo

1. En una licuadora de alta velocidad, licúa la leche, el aguacate, la crema de nuez, la vainilla, el endulzante y el hielo hasta que todo quede bien incorporado y en el nivel de cremosidad que desees.
2. Vierte en dos tazas y ¡disfruta!

10

COLACIONES

Debido a la popularidad del estilo de vida cetogénico, o keto, muchos fabricantes están creando colaciones apropiadas para este régimen y la mayoría de los supermercados venden colaciones etiquetadas con la palabra «keto» en el empaque. Sin embargo, esta etiqueta no es un pase directo para atiborrarte. Recuerda: con el programa de la **dieta Met Flex** estás tratando no solo de mejorar tu flexibilidad metabólica, sino también de perder peso. Restringir tus colaciones a 150 calorías o menos evitará enormemente que comas de más y, por ende, que ganes más kilos en lugar de deshacerte de ellos.

Las siguientes listas no son exhaustivas en absoluto, pero te brindarán suficientes opciones de colaciones que te gusten y en gran variedad. Si quieres comer colaciones que no están en la lista, eres libre de hacerlo, pero asegúrate de que no contengan más de 150 calorías. Las colaciones se distribuyeron en dos listas para facilitar su consumo: en la primera, hay colaciones para favorecer la cetosis (colaciones keto) y son bajas en carbohidratos; en la segunda, hay colaciones para los días de ingesta de carbohidratos o para cuando no sigues un régimen estricto de bajos carbohidratos. Recuerda, el propósito de las colaciones es establecer un puente entre comidas. Cuando elijas tus porciones, debes tener en mente que no son comidas en sí.

COLACIONES KETO

Recuerda consumir solo una cantidad que sume 150 calorías o menos.

- Frituras de aguacate
- 2 esferas de hamburguesa (página 218)
- Helado keto
- Frituras de queso (apropiadas para keto)
- Esferas de tocino y guacamole (página 211)
- Sushi de pepino
- Esferas de masa para galletas (página 219)
- Bocadillos de espárragos envueltos en tocino (página 214)
- Galletas de chispas de chocolate bajas en carbohidratos (página 215)
- 2 huevos cocidos
- 10 palitos de zanahorias *baby* con 2 cucharadas de aguacate o guacamole
- 3 bollitos de jamón, queso y huevo (página 156)
- ¾ de taza de coles de Bruselas tostadas
- Esferas de aguacate con tocino (página 213)
- Pimiento morrón relleno de carne (página 220)
- Totopos keto (una porción de 100 calorías) con 2 cucharadas de guacamole
- 8 o 10 frituras de calabacita
- Brownies keto (una porción de 150 calorías)
- 85 g de frituras de queso cheddar (preempacadas)

- Taco de lechuga con tocino y jitomate: 2 rebanadas de tocino, 2 rebanadas de jitomate y 1 cucharada de queso rallado envueltos en una hoja grande de lechuga romana
- 28 g de frituras de kale
- ¼ de taza de pepitas de calabaza tostadas con canela: en un tazón chico, mezcla 28 g de pepitas de calabaza, 1 cucharada de aceite de oliva extravirgen y ½ cucharadita de canela; colócalas sobre una charola y hornea por 35 minutos a 160 °C.
- Queso Oaxaca (porción de 150 calorías)
- 3 chabacanos rellenos de queso roquefort: corta los chabacanos a la mitad y quítales el hueso; en un tazón chico, mezcla ⅓ de taza de moronas de queso roquefort, ⅛ de cucharadita de sal y 2 cucharadas de aceite de oliva extravirgen; rellena las mitades de chabacano con la mezcla de queso; colócalos en una charola para hornear con una base de papel encerado y hornea durante 2 o 3 minutos a 190 °C.
- Carne seca de res (sin azúcar añadida, porción de 150 calorías o menos)
- 1 pepinillo encurtido envuelto en pavo o en jamón
- 10 frituras de queso: rebana finamente un pedazo de queso cheddar y coloca las rebanadas en una charola para hornear con una base de papel encerado; hornea a 190 °C, hasta que queden crujientes.
- 2 cucharadas de crema de nuez (sin azúcar añadida) y 3 varitas de apio de 10 cm cada una
- Palitos de carne (de los que compras en el supermercado, una porción de 150 calorías)
- 2 tazas de palomitas de maíz keto

- Bocadillos de salmón con pepino: unta queso crema sobre 5 rebanadas de pepino, y encima coloca un pedacito de salmón ahumado, pimienta, sal y cebollín.

- Ensalada caprese: corta 2 tazas de jitomates cherry a la mitad; en un tazón mediano, agrega 225 g de cubitos de queso mozzarella y ½ taza de hojas de albahaca fresca; en un tazón chico, mezcla 1 cucharada de vinagre balsámico, 2 cucharadas de aceite de oliva extravirgen, ⅛ de cucharadita de sal y ⅛ de cucharadita de pimienta negra molida; vierte la mezcla del vinagre con aceite sobre los jitomates y el queso, y revuelve. (Nota: cómete la mitad de la ensalada y refrigera la otra mitad para comer en otra ocasión).

COLACIONES CETOGÉNICAS EMPAQUETADAS

Actualmente puedes comprar en las tiendas o en línea muchas colaciones keto empaquetadas. Hay demasiadas marcas y productos para nombrar aquí, pero asegúrate de que tengan las palabras *keto*, *keto-friendly*, o *paleo* en sus empaques. También recuerda que estás monitoreando las calorías que consumes en tus colaciones, así que lee las etiquetas para asegurarte de que estés consumiendo únicamente 150 calorías de la colación que elegiste. Por ejemplo, si la etiqueta nutricional dice que tiene 150 calorías por porción, pero el empaque dice que contiene 2 porciones, entonces solo deberás consumir la mitad del paquete; eso contaría como una colación, y deberás guardar la restante para otra ocasión.

- Barra de chocolate keto
- Biltong de res

- Barra de queso cheddar añejo
- Galletas botaneras de harina de almendra sabor cheddar
- Galletas de crema de cacahuate keto
- *Snacks* de algas marinas orgánicas
- Barra de proteína keto
- Totopos keto
- Chicharrones de cerdo
- Bocadillos de tocino ahumado
- Palitos de pavo
- Frituras de camote
- Cup cakes keto de crema de almendra
- Galletas keto (sabores surtidos)
- Barra de granola keto
- Turrón de proteína
- Bolsita de crema de almendra

FRUTA

Las siguientes colaciones tienen 150 calorías o menos y se pueden comer en cualquier momento de las semanas 1 y 2, y en cualquiera de los días de ingesta de carbohidratos del resto de las semanas.

- ½ manzana chica, rebanada, con 2 cucharadas de crema de cacahuate
- ¼ de taza de pasitas

- 1 taza de mezcla de moras (frambuesas, moras azules, zarzamoras)
- Ensalada de cítricos y frutos rojos: 1 taza de frutos rojos (frambuesas, fresas, moras azules y zarzamoras) revuelta en 1 cucharada de jugo de naranja recién exprimido
- 2 kiwis medianos
- ¼ de aguacate, machacado, sobre una galleta integral, con un poco de vinagre balsámico y sal de mar
- Higos rellenos: 2 higos deshidratados pequeños, rellenos de 1 cucharada de queso ricotta bajo en grasa y espolvoreados con canela
- 1 taza de cerezas
- 25 uvas
- 1 taza de fresas
- 2 duraznos chicos
- 2 aros de piña en jugos naturales
- 2 tazas de sandía en trozos
- 3 chabacanos deshidratados, rellenos de 1 cucharada de queso roquefort
- 1 manzana chica horneada (del tamaño de una pelota de tenis), espolvoreada con canela
- Plátano con chocolate: ½ plátano congelado bañado con 2 cuadritos derretidos de chocolate amargo
- 2 rebanadas de piña, cada una de 6 mm de ancho, a la plancha o sofritas
- 5 fresas congeladas bañadas en yogur (primero báñalas con el yogur y luego congélalas)

- 1 toronja mediana espolvoreada con ½ cucharadita de azúcar (si quieres, la puedes asar)
- 6 chabacanos deshidratados
- 4 dátiles
- 3 higos frescos
- 225 g de ensalada de frutas
- 1 granada
- 2 nectarinas chicas
- 3 o 4 cucharadas de cerezas deshidratadas
- 1 palito de queso mozzarella sin grasa con ½ manzana (del tamaño de una pelota de beisbol) sin pelar y rebanada
- 1 taza de frambuesas frescas con 2 cucharadas de yogur natural
- ½ taza de cubitos de melón con ½ taza de queso cottage bajo en grasa
- 1 naranja mediana, partida a la mitad y con 2 cucharadas de nueces de Castilla picadas
- 15 rebanadas de plátano congeladas
- 1 mango mediano
- ¾ de taza de fresas partidas a la mitad con un chorrito de crema batida
- 1 papaya mediana con un limón exprimido (con chile en polvo, si quieres)
- 6 higos deshidratados
- 25 uvas rojas sin semilla, congeladas
- 1 taza de frambuesas con un chorrito de crema batida

- 1 manzana mediana en rebanadas untadas con 1 cucharada de crema de cacahuate natural
- 1 pera mediana con 1 taza de leche baja en grasa o descremada
- ½ aguacate con jitomate picado y una pizca de pimienta
- 1 taza de moras azules con un chorrito de crema batida

VERDURAS

- Frituras de kale (berza o col rizada): ⅔ de taza de kale crudo sin tallos, horneado con una cucharadita de aceite de oliva extravirgen a 200 °C hasta que queden crujientes
- ½ papa mediana horneada con un toque de mantequilla o 1 cucharada de crema agria
- 1 pimiento morrón mediano, rebanado, con 2 cucharadas de queso de cabra untable
- 10 zanahorias *baby* con 2 cucharadas de hummus
- 5 rebanadas de pepino con ⅓ de taza de queso cottage y sal y pimienta
- Ensalada de alubias: mezcla ⅓ de taza de alubias, el jugo de un limón recién exprimido, ¼ de jitomate picado y 4 rebanadas de pepino
- ⅓ de taza de chícharos de wasabi
- ½ pepino sin semillas relleno con una rebanada delgada de pavo bajo en grasa y mostaza, o mayonesa libre de grasa
- Ensalada de garbanzos: ¼ de taza de garbanzos con 1 cucharada de cebollitas de cambray rebanadas, un chorrito de jugo de limón y ¼ de jitomate picado

- 28 g de queso cheddar con 4 o 5 rábanos
- 4 o 5 varitas de apio con 28 g de queso crema
- 2 tallos de apio
- 3 gajos de papa al horno
- 1 zanahoria grande, cruda
- ¾ de taza de zanahorias cocidas
- 1 taza de floretes de brócoli con 2 cucharadas de hummus
- ⅔ de taza de ejotes dulces con 3 cucharadas de hummus
- ½ taza de edamames con sal de mar al gusto
- 1 pepino mediano
- 1 taza de lechuga con 2 cucharadas de aderezo libre de grasa
- Jitomates griegos: pica un jitomate (del tamaño de una pelota de tenis) y mézclalo con 1 cucharada de queso feta y el jugo de un limón
- Jitomates empanizados al gratín: rebana 2 jitomates de bola asados, cubre la base de las rebanadas con pan molido y espolvorea queso parmesano orgánico encima
- 1 taza de calabacita rebanada, sazonada con sal al gusto
- Portobello asado relleno de verduras a la parrilla y 1 cucharada de queso Oaxaca bajo en grasa
- 1 taza de rábanos, rebanados o picados
- 1 elote mediano con aderezo
- 1 jitomate mediano con una pizca de sal
- ⅓ de taza de frijoles bayos de lata
- 1 jitomate mediano, rebanado, espolvoreado con queso feta y aceite de oliva extravirgen

- 1 jitomate mediano horneado y espolvoreado con 2 cucharaditas de queso parmesano orgánico
- 3 rebanadas de berenjena bañadas en salsa de frijol negro
- 3 palitos de pan medianos con hummus
- 1 cucharada de cacahuates y 2 cucharadas de arándanos deshidratados
- 1 taza de jitomates cherry
- ¼ de taza de pimiento morrón rebanado y ¼ de taza de rebanadas delgadas de zanahoria con ¼ de taza de guacamole
- ½ de taza de frijoles negros con 2 cucharadas de guacamole
- Jitomates rellenos: rellena 10 jitomates cherry partidos a la mitad con la mezcla de ¼ de taza de queso ricotta bajo en grasa, 1 cucharada de aceitunas picadas y 1 pizca de pimienta negra
- ¾ de taza de coliflor asada con una pizca de sal de mar
- 10 zanahorias *baby* sumergidas en 2 cucharadas de aderezo *light* para ensalada
- ¾ de taza de edamames al vapor (frijoles de soya en vaina)
- ½ aguacate mediano espolvoreado con sal de mar
- 1 papa chica horneada con una mezcla de salsa y 1 cucharada de queso cheddar bajo en grasa
- Rebanadas de pimiento morrón: 1 pimiento morrón rebanado con ¼ de frijoles negros calientes y 1 cucharada de guacamole
- 1 pimiento morrón mediano, rebanado, con ¼ de taza de guacamole
- Pimiento morrón sabroso: marina 1 pimiento morrón rebanado con 1 cucharada de vinagre balsámico, sal y pimienta al gusto

- ½ taza de garbanzos cocidos
- 2 pepinillos encurtidos

NUECES Y SEMILLAS

- De 10 a 16 nueces de la India
- 2 cucharadas de semillas de girasol
- 17 nueces pecanas
- 2 cucharadas de semillas de amapola
- 2 cucharadas de semillas de linaza
- 25 cacahuates, tostados en aceite
- 3 cucharadas de nueces de soya tostadas, sin sal
- De 9 a 12 almendras cubiertas de chocolate
- ½ taza de pistaches con cáscara
- ½ taza de pepitas de calabaza tostadas, ligeramente saladas al gusto (con cáscara)
- 21 almendras crudas

LÁCTEOS

- ½ taza de yogur griego natural bajo en grasa o sin grasa, con una pizca de canela y una cucharadita de miel
- 1 bola de helado de yogur congelado bajo en grasa
- 2 tiras de queso Oaxaca

- 28 g de queso cheddar fuerte en cubos
- ½ taza de queso cottage bajo en grasa con ¼ de taza de rebanadas de piña fresca
- ½ taza de queso cottage bajo en grasa mezclado con 1 cucharada de crema de cacahuate natural
- Budín de 130 g de jarabe de chocolate sin azúcar, acompañado de 5 fresas rebanadas y un chorrito de crema batida
- 1 rebanada de queso suizo y 8 aceitunas
- 2 bolas de nieve
- ½ taza de helado *light* de vainilla natural
- 1 taza de yogur griego cremoso con 1 cucharada de granola
- ½ taza de queso cottage sin sal adicionada y crema de almendra

COLACIONES PARA LLEVAR

- Taco de lechuga: 1 rebanada de jamón o res junto con col, zanahoria o pimiento morrón, envueltos en una hoja de lechuga grande
- Queso cottage tropical: ½ taza de queso cottage libre de grasa con ½ taza de piña y mango frescos picados
- 1 huevo cocido con condimentos para bagel «con todo» (mezcla de semillas de amapola, de ajonjolí, de ajonjolí negro; ajo deshidratado picado, cebolla deshidratada picada y granos de sal de mar)
- 8 a 10 chocolates *kisses*
- ½ taza de yogur libre de grasa con ½ taza de moras azules

- ½ bísquet con 1 cucharadita de mermelada
- 230 ml de jugo de naranja (o cubitos de jugo congelado para refrescarte)
- 2 rebanadas de pechuga de pavo
- Ensalada de sandía: 1 taza de espinaca cruda con ⅔ de taza de sandía picada, con una cucharada de vinagre balsámico
- Ensalada de fresa: 1 taza de espinaca cruda con ½ taza de fresas rebanadas con una cucharada de vinagre balsámico
- Ensalada de kale (berza o col rizada) crujiente: 1 taza de hojas de kale picadas con 1 cucharadita de miel y 1 cucharada de vinagre balsámico
- Sándwich de pepino: 1 bísquet relleno con 2 cucharadas de queso cottage y 3 rodajas de pepino
- Ensalada de pepino: 1 pepino grande, rebanado, mezclado con 2 cucharadas de cebolla morada picada y 2 cucharadas de vinagre de manzana
- 1 huevo cocido y ½ taza de chícharos
- Rollitos de pavo: 4 rebanadas de pavo ahumado enrolladas y sumergidas en 2 cucharadas de aderezo de miel de mostaza
- ½ taza de puré de manzana sin azúcar con 1 rebanada de pan integral tostado y cortado en 4 tiras para sumergir
- 9 a 10 aceitunas negras
- ½ taza de cereal de fibra con pasas
- 1 taza de jitomates cherry y 6 galletas de trigo integral
- 7 cuadritos de galletas saladas
- Frijoles negros picantes: ¼ de taza de frijoles negros mezclados con 1 cucharada de salsa y 1 cucharada de yogur griego sin grasa

- 18 g de chocolate amargo
- Tostadas de arroz inflado con 2 cucharadas de queso cottage bajo en grasa
- 1 lata de 325 g de jugo V8 100% bajo en sodio
- ½ lámina de matzá (pan plano hecho con agua y harina, propio de la cocina judía tradicional)
- 20 uvas con 15 cacahuates
- ⅓ de taza de quinoa cocida
- ¼ de taza de granola baja en grasa
- ½ taza de cereal de avena, tostado
- ½ taza de sopa de almejas, de preferencia con base de jitomate
- 5 dátiles sin hueso rellenos de 5 almendras enteras
- ½ taza de puré de manzana sin azúcar con 10 mitades de nuez pecana
- 4 sándwiches de galletas saladas con mermelada: unta mermelada sin azúcar entre 2 cuadritos de galletas saladas (8 cuadritos en total)
- Crema de cacahuate y mermelada: unta ½ magdalena con una cucharadita de crema de cacahuate y mermelada sin azúcar
- Ensalada de huevo: 1 huevo cocido, mezclado con ½ cucharadita de mayonesa baja en grasa y especias; unta la mezcla sobre ½ bagel integral o de grano entero, tostado
- Pepinos con hummus: pica ½ pepino grande y mezcla con 2 cucharadas de hummus
- Puré de manzana con cereal: 1 bolsita de puré de manzana con ½ taza de cereal seco

COLACIONES | 235

- 2 huevos cocidos con una pizca de sal y pimienta
- 2 barras de fruta congelada (sin azúcar añadida)
- 10 mitades de nuez de Castilla y 1 kiwi rebanado
- Burrito *baby*: en una tortilla de maíz de 15 cm unta 2 cucharadas de frijoles refritos y 2 cucharadas de salsa
- Avena y kiwi: 1 kiwi rebanado con ½ taza de cereal de avena
- ½ taza de rebanadas horneadas de manzana natural (sin azúcar ni conservadores)
- 2 cucharadas de hummus untado en 4 cuadritos de galletas saladas
- 1 taza de uvas con 10 almendras
- Pretzels bañados en chocolate: derrite chispas de chocolate semiamargo en el microondas; sumerge 3 palitos de pretzels en el chocolate y guárdalos en el congelador hasta que se endurezca el chocolate
- 50 galletitas de animalitos
- 5 piezas de rollo de sushi de vegetales con arroz integral
- 1 taza de chícharos con 3 cucharadas de hummus bajo en grasa
- 1½ tazas de ensalada de fruta fresca
- ¼ de taza de pasitas cubiertas con yogur
- 2 varitas de apio con 2 cucharadas de crema de cacahuate natural
- Premio de sandía: agrega 2 cucharadas de queso feta desmoronado a 1 taza de cubitos de sandía
- 1 taza de cereal Cheerios
- 6 brochetas de sandía: para hacer una, ensarta en un palillo de dientes un cubito de sandía, 1 cubito de queso feta y 1 rebanada de pepino

- 6 brochetas de pepino: para hacer una, ensarta en un palillo de dientes una rebanada de pepino, un jitomate cherry y una bolita de queso mozzarella
- Ensalada mediterránea: mezcla un jitomate rebanado y 1 pepino mediano rebanado con ½ cebolla morada picada, luego espolvorea 2 cucharadas de queso feta bajo en grasa
- 1 paquetito de avena natural instantánea, ½ taza de moras azules frescas y 1 pizca de canela

CARNE Y MARISCOS

- 6 almejas grandes
- 85 g de surimi fresco cocido
- 45 g de lenguado del Pacífico cocido
- 60 g de langosta cocida
- 10 callos de hacha de bahía cocidos
- 4 callos de hacha de mar grandes cocidos
- 60 g de atún de aleta amarilla cocido
- 8 camarones chicos y 3 cucharadas de salsa de coctel
- 60 g de salmón ahumado
- 6 ostiones
- 10 mejillones cocidos
- ½ taza de cangrejo en lata
- 85 g de bacalao cocido
- 60 g de rosbif magro
- 4 rebanadas de pavo y 1 manzana mediana rebanada

- 1 lata de atún en agua, escurrida y sazonada al gusto
- 110 g de pechuga de pollo envuelta en lechuga con un poco de mostaza Dijon
- Taco de pavo: 2 rebanadas de pechuga de pavo con jitomate rebanado, pepinos rebanados y lechuga envueltos en pan pita integral
- Aguacate envuelto en pavo: ¼ de aguacate rebanado en tiras y envuelto en 85 g de pechuga de pavo
- Ensalada de atún: mezcla 1 lata de 140 g de atún en agua con 1 cucharada de mayonesa baja en grasa y 1 pepinillo encurtido

PREMIOS LIBRES DE CULPA

- 15 minipalitos de pretzels con 2 cucharadas de queso crema libre de grasa
- 25 galletitas botaneras
- 6 galletas saladas chicas con 2 cucharadas de crema de cacahuate
- 4 galletas botaneras integrales y 28 g de queso libre de grasa
- 5 totopos y ⅓ de taza de guacamole
- 1 tostada de arroz integral inflado con 1 cucharadita de crema de cacahuate untada
- 15 g de chocolate amargo con 2 cucharadas de crema de cacahuate orgánica
- 3 cucharadas de crema de cacahuate natural
- 1 tostada de arroz inflado con 1 cucharada de guacamole
- 3 galletas saladas con un poco de crema de cacahuate

- 7 galletas de animalitos
- 3 tazas de palomitas de maíz hechas en freidora de aire
- 2 tazas de palomitas de maíz hechas en freidora de aire con 1 cucharadita de mantequilla
- 11 totopos de maíz azul
- 1½ tazas de arroz inflado
- ½ taza de salsa baja en grasa con 5 totopos pequeños
- 2 cuadritos de galletas Graham (*graham crackers*) con 1 cucharadita de crema de cacahuate espolvoreados con canela
- 1 waffle belga multigrano
- 2 paletas de hielo
- 1 plátano chico rebanado con 28 g de chocolate amargo
- 28 g de carne seca de pavo
- Pizza de bísquet: a un bísquet integral unta 1 cucharada de salsa de jitomate y 1 cucharada de queso parmesano orgánico, luego ponla sobre el asador
- 2 cuadritos de galletas Graham y 225 g de leche descremada
- 4 galletas de chispas de chocolate chicas (cada una del tamaño de una moneda de diez pesos mexicanos)
- 10 totopos de pan pita integral con 3 cucharadas de salsa
- 2 paletas de chocolate
- Nieve con moras azules: a ½ taza de nieve de fruta agrégale ½ taza de moras azules
- 28 g de pretzels con 1 cucharadita de mostaza miel
- ½ muffin de mora azul
- 1 taza de fresas sumergidas en 1 cucharada de chispas de chocolate semiamargas derretidas

- 12 totopos chicos con ½ taza de salsa
- 7 aceitunas rellenas con 1 cucharada de queso roquefort
- 4 empanaditas chinas sumergidas en 2 cucharaditas de salsa de soya baja en sodio
- 5 galletas ligeramente saladas, untadas con crema de cacahuate
- 2 tazas de palomitas de maíz naturales hechas en freidora de aire con queso parmesano orgánico

11

EJERCICIOS

Este capítulo te ayudará a organizar y pensar en los tipos de ejercicio y entrenamientos que quieres hacer a lo largo del programa. Obviamente, esta lista no es exhaustiva. Hay numerosos ejercicios que puedes realizar, los cuales te desafiarán y te llevarán a cierta condición física para que tu cuerpo alcance la modalidad de quemar grasa. Usa este capítulo como un recurso, pero no te sientas limitado por él. El propósito de estos ejercicios es estimular tu pensamiento; con suerte, te inspirará a buscar nuevas prácticas o a personalizar tus entrenamientos para satisfacer tus necesidades.

Los ejercicios están divididos en dos categorías principales: de cardio tradicional y entrenamientos con intervalos de alta intensidad (HIIT). Puedes combinarlos para cumplir con los requerimientos diarios según se indican en el programa de la **dieta Met Flex.** Por ejemplo, si el requerimiento de ejercicio del día es 20 minutos de cardio de baja intensidad en ayunas, entonces haz tu elección entre los ejercicios de la categoría de cardio tradicional (o ejercicios similares). Cuando el plan te pida hacer HIIT, entonces elígelos de los enlistados en dicha categoría. Notarás que algunos ejercicios aparecen en ambas categorías, pero varían en su ejecución. Por ejemplo, si usas una bicicleta fija o móvil a paso lento por 10 minutos, eso sería ejercicio tradicional de cardio.

Pero si pedaleas la bicicleta en periodos cortos de intensidad, seguidos de periodos de descanso, entonces estarías haciendo HIIT.

No incluí ejercicios de entrenamiento de fuerza y resistencia, pues estos bastarían para un libro entero. No te preocupes, en tan solo segundos, con unos cuantos clics, podrás encontrar fácilmente una gran variedad de estos entrenamientos en línea.

Cardio tradicional

- Pedalear una bicicleta (fija o móvil)
- Pedalear una bicicleta elíptica
- Senderismo
- Trotar
- Remar
- Subir escaleras
- Nadar
- Caminar

HIIT

- Saltar un cajón
- Boxear
- *Burpees*
- Patada de glúteos
- Pedalear una bicicleta elíptica
- Elevar las rodillas con salto
- Hacer hula-hula con un aro
- Desplantes de patinador
- Saltos de tijera
- Desplantes con salto
- Saltar la cuerda
- Desplantes
- Escaladores
- Remar
- Sentadillas con salto
- Subir escaleras

CÓMO HACER EL HIIT

A pesar de su nombre complicado, el entrenamiento con intervalos de alta intensidad es un concepto relativamente sencillo. La estrategia consiste en que tu cuerpo pase por periodos cortos de energía intensa seguidos de periodos de descanso o de baja intensidad. Lo atractivo de este método de entrenamiento es que lo puedes hacer con el equipo que encuentras en un gimnasio, como una bicicleta elíptica o caminadora, o con ejercicios que no requieren equipo, como caminar o aguantar tu propio peso, que se logra con calistenia. A continuación, se muestra un circuito de entrenamiento HIIT básico. Puedes hacer esto con cualquiera de los ejercicios de la lista o con otros. Una de las ventajas del HIIT es que se puede personalizar según tus preferencias, necesidades y recursos disponibles.

Ejemplo de circuito de HIIT de 15 minutos

* Un ciclo: camina lo más rápido que puedas por 30 segundos, luego camina lento por 30 segundos. Haz cinco ciclos (repite 5 veces).
* Un ciclo: salta la cuerda por 30 segundos, luego detente y descansa por 30 segundos. Haz 5 ciclos.
* Un ciclo: salta con un pie por 30 segundos, luego descansa por 30 segundos. Haz cinco ciclos.

Los siguientes ejercicios se pueden hacer aisladamente o como parte de tu rutina de HIIT.

SALTAR UN CAJÓN

1. Elige un cajón apropiado para tu capacidad física, tal vez de entre 60 y 90 cm de alto. Conforme tus habilidades mejoren, incrementa la altura del cajón para que el desafío sea mayor. Asegúrate de que la caja aguante tu peso.
2. Párate en una posición relajada frente al cajón, con las rodillas ligeramente flexionadas y el torso en un ángulo de 45°; flexiona los brazos a tus costados. Esta posición te ayudará a impulsarte.

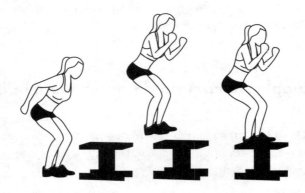

3. En un solo movimiento, impulsa tus brazos hacia adelante mientras usas tus piernas para brincar en el aire y pararte en el cajón con ambos pies en posición de cuclillas. Tus brazos deben estar al frente para ayudarte a mantener el equilibrio. No caigas con los talones, más bien concéntrate en mantener tu peso en la parte ancha de tus pies (metatarsos).
4. Bájate del cajón de un salto, regresa a tu posición original y repite.

BURPEES

1. Párate con los pies separados, a la altura de tus caderas, con tus brazos descansando a los costados. Inclínate ligeramente hacia adelante para que tu peso recaiga más sobre los metatarsos de tus pies y separa un poco tus talones del piso.
2. Ponte en cuclillas, y apoya las palmas en el piso, frente a ti.
3. Una vez en cuclillas y con las palmas sobre el piso, rápidamente impulsa las piernas hacia atrás, para quedar en posición de lagartija.

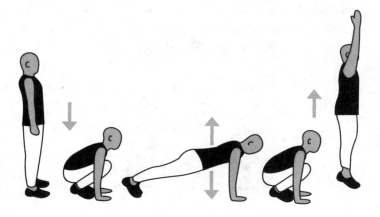

4. Como si hicieras lagartijas, baja el pecho a unos centímetros del piso, sin tocarlo.
5. De un solo movimiento, levanta el torso e impulsa las piernas hacia adelante para regresar a la posición de cuclillas.
6. Para completar el *burpee*, usa la fuerza de tus piernas para impulsarte de estar en cuclillas a dar un brinco lo más alto

que puedas con las manos arriba de la cabeza, estirándote hacia el cielo. Vuelve a empezar desde el paso 1.

PATADA DE GLÚTEOS

1. Párate ligeramente hacia adelante, con los pies separados a la altura de los hombros.

2. Como si trotaras en el mismo punto, trata de que tus talones lleguen a la altura de tus glúteos. Al mismo tiempo, la mano opuesta a la pierna que toca tu glúteo debe subir con el puño en dirección al hombro.

3. Conforme subes los talones, no permitas que tus muslos se muevan, mantenlos relativamente firmes y trata de que todo el trabajo lo hagan las piernas y los brazos.

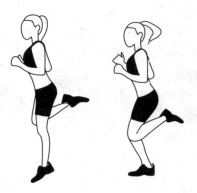

4. Está bien si al principio no logras tocar tus glúteos con los talones. Trata de llegar lo más cerca que puedas. Conforme te vayas acostumbrando al ejercicio, intenta incrementar tu velocidad o la duración.

ELEVAR LAS RODILLAS CON SALTOS

1. Párate bien derecho con los pies separados a la altura de las caderas. Asegúrate de que tus brazos cuelguen de tus costados con tus manos en puño y la espalda recta; mantén la mirada al frente.
2. Salta levantando una rodilla y luego la otra, como si corrieras en el mismo punto; levanta las rodillas lo más alto que puedas.
3. Flexiona los brazos a 90° y bájalos al mismo ritmo con el que subes las rodillas.

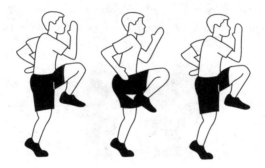

4. Sigue saltando vigorosamente durante todo el ejercicio, tratando de pisar con el metatarso del pie y sin que tus talones toquen el piso. Si no puedes hacer este ejercicio brincando, puedes hacer una modificación, una versión menos intensa, simplemente marchando. Usa los mismos movimientos para impulsar tus brazos vigorosamente y flexionar las rodillas lo más que puedas mientras marchas.

DESPLANTES DE PATINADOR

1. Comienza con los pies separados un poco más allá de la altura de tus hombros. Mirando al frente, agáchate ligeramente hacia adelante y flexiona un poco las rodillas.
2. De un solo movimiento, cruza la punta de tu pierna derecha detrás del talón de tu pie izquierdo e intenta que tu mano derecha toque el piso. Si no puedes estirarte tanto para tocar el piso, simplemente desliza la mano a tu costado izquierdo, cruzándola por tu cintura.
3. Luego, haz el mismo movimiento con la otra pierna. Regresa tu pierna derecha a la posición inicial y, al mismo tiempo, cruza la punta de tu pie izquierdo detrás del talón de tu pie derecho mientras tocas el piso con tu mano izquierda (o la deslizas a través de tu cintura hacia tu costado derecho).

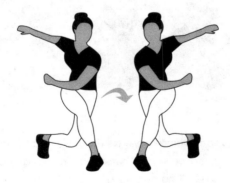

4. Repite este movimiento el número de veces deseado.

DESPLANTES CON SALTO

1. Comienza en una posición de desplante, con una pierna en un ángulo de 90° y otra pierna estirada hacia atrás, la rodilla a unos cuantos centímetros del piso. Asegúrate de que tu pierna estirada se esté apoyando con los dedos del pie y tu talón no toque el piso.

2. Flexiona los brazos en un ángulo de 90°. El brazo del lado de la pierna estirada debe dirigirse hacia adelante y el otro brazo debe estirarse.

3. Inclínate hacia adelante, aprieta los músculos del torso y rápidamente presiona tu cuerpo hacia abajo; coloca ambos pies en el piso y brinca lo más alto que puedas. Estira las rodillas y las caderas como un clavadista que se impulsa en un trampolín.

4. Estando en el aire, antes de caer al piso, cambia las posiciones de tus brazos y pies, como si fueran unas tijeras. Cuando te apoyes en el piso, la pierna y el brazo que estaban estirados ahora deben estar detrás de ti, y el brazo y la pierna opuestos deben estar al frente.

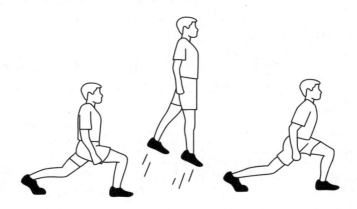

5. Para mantener el equilibrio y evitar lesiones, es importante que controles tu cuerpo al aterrizar. Asegúrate de que tu rodilla flexionada esté alineada y no rebase el pie de la misma pierna, también de que tus rodillas y caderas estén flexionadas para que reciban toda la energía al caer. Procura mantener la flexibilidad de las rodillas, para evitar que se entumezcan.

SALTOS LATERALES

1. Párate con los pies juntos a un lado de una línea u objeto pequeño que puedas saltar por encima, como un libro o una cuerda. Ambas manos deben estar a los costados, en un ángulo de 90°, como si fueras a correr.

2. Agáchate ligeramente, luego haz un brinco lateral; ambos pies se despegan del piso al mismo tiempo, saltas el objeto y caes al otro lado sobre los metatarsos de tus pies. No se trata de saltar lo más alto que puedas, sino de librar por completo la línea o el objeto.

3. Una vez que caigas, no descanses. En vez de eso, brinca nuevamente por encima del objeto para llegar a tu posición inicial.

4. Repite esta secuencia, saltando continuamente de un lado al otro sin descanso.

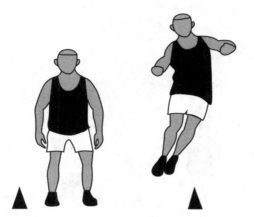

▶ **Modificación:** Si tienes limitaciones físicas y no puedes saltar, no te preocupes. Más que saltar por encima de la línea, simplemente pasa primero un pie por encima de esta y rápidamente el otro mientras mueves los brazos vigorosamente. Luego pasa los pies al otro lado de la línea. Para acelerar tu ritmo cardiaco, asegúrate de hacerlo lo más rápido que puedas.

DESPLANTES

1. Mantén derecha la parte superior de tu cuerpo; echa tus hombros hacia atrás, relajados. La barbilla debe estar arriba, al nivel de tu cabeza y las manos en las caderas.

2. Mantén el torso firme y da un paso al frente bajando las caderas hasta que ambas rodillas queden en un ángulo de 90° (una rodilla está doblada hacia adelante en un ángulo de 90° y la otra está estirada casi tocando el piso). Mantén la rodilla del frente a la altura de tu tobillo, sin rebasarlo. La otra

rodilla no debe tocar el piso, sino mantenerse a unos cuantos centímetros del piso.

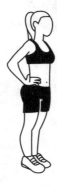 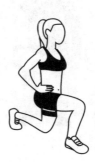

3. Una vez que hayas completado ese desplante, mantén el peso en tus talones mientras te impulsas de regreso a tu posición inicial.
4. Repite la secuencia, alternando las piernas.
5. Si quieres un desafío mayor, haz la misma maniobra, pero en lugar de regresar a la posición inicial, da un paso al frente para hacer desplantes secuenciales. Esta variación avanzada es una excelente manera de acelerar tu ritmo cardiaco e incrementar tu tono muscular.

▶ **Modificación:** Si no puedes completar los movimientos de este ejercicio sin apoyo, utiliza la pared. Colócate frente a la pared y apoya las manos en ella para mantener el equilibrio durante todos los movimientos del ejercicio.

ESCALADORES

1. Empieza en posición de lagartija (manos sobre el piso, hombros a la altura de tus muñecas, espalda recta, el cuerpo como tabla y los pies juntos). También puedes descansar los antebrazos en el piso en vez de apoyarte sobre las manos.

2. Mantén el torso firme mientras, al mismo tiempo, vigorosamente flexionas una pierna hacia tus brazos y estiras la otra hacia atrás. Asegúrate de que tu cuerpo se mantenga alineado, sin subir los glúteos ni desalinear la pelvis.

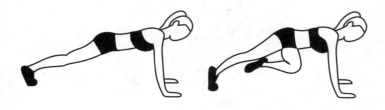

3. Invierte las posiciones de las piernas y repite. Sigue alternando las piernas mientras dure el ejercicio.

SENTADILLAS CON SALTO

1. Párate derecho con los pies a la altura de los hombros y las manos a los costados.

2. Haz una sentadilla con la espalda inclinada en un ángulo de 45°. Lleva tus brazos al frente en un ángulo de 90° a la altura del pecho, puedes cerrar las manos o mantenerlas abiertas con los dedos juntos. Mantén la sentadilla por 3 segundos.

3. Respira profundamente; luego, de un solo movimiento, impulsa los brazos estirándolos hacia atrás, como si fueras una bomba mecánica, y da un brinco, usando las manos para impulsarte. Cae en la misma posición de sentadilla con la que iniciaste.
4. Repite esta secuencia durante todo el ejercicio.

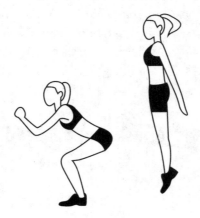

NOTAS

1. ¿QUÉ ES LA FLEXIBILIDAD METABÓLICA?

[1] Joana Araújo, Jianwen y June Stevens, «Prevalence of Optimal Metabolic Health in American Adults: National Health and Nutrition Examination Survey 2009-2016», *Metabolic Syndrome and Related Disorders* 17, núm. 1 (2019): 46-52, doi:10.1089/met.2018.0105.

2. MEJORA TU FLEXIBILIDAD METABÓLICA

[1] Gina M. Battaglia, Donghai Zheng, Robert C. Hickner y Joseph A. Houmard, «Effect of Exercise Training on Metabolic Flexibility in Response to a High-Fat Diet in Obese Individuals», *American Journal of Physiology: Endocrinology and Metabolism* 303, núm. 12 (2012): E1440-E1445, doi:10.1152/ajpendo.00355.2012; Corey A. Rynders, Stephane Blanc, Nathan DeJong, Daniel H. Bessesen y Audrey Bergouignan, «Sedentary Behaviour Is a Key Determinant to Metabolic Flexibility», *Journal of Physiology* 596, núm. 8 (2018): 1319-1330, doi:10.1113/JP273282.

[2] Battaglia *et al.*, «Effect of Exercise Training on Metabolic Flexibility in Response to a High-Fat Diet in Obese Individuals».

[3] Christophe Kosinski y François R. Jornayvaz, «Effects of Ketogenic Diets on Cardiovascular Risk Factors: Evidence from Animal and

Human Studies», *Nutrients* 9, núm. 5 (19 de mayo de 2017): 517, doi: 10.3390/nu9050517.

[4] Harvard T. H. Chan School of Public Health, «The Nutrition Source: Protein», https://www.hsph.harvard.edu/nutritionsource/what-should-you-eat/protein/#protein-research.

6. SEMANA 4: RITMO

[1] Julie E. Flood y Barbara J. Rolls, «Soup Preloads in a Variety of Forms Reduce Meal Energy Intake», *Appetite* 49, núm. 3 (2007): 626-634, doi: 10.1016/j.appet.2007.04.002.